知的生きかた文庫

おいしく食べて勝手にやせる！すごい方法

菊池真由子

三笠書房

はじめに

「やせる栄養」を食べるから、みるみるやせていく！

おいしく食べるだけで、勝手にやせる！

このウソのような方法が、私がおすすめするダイエット法です。

「おいしく食べるだけ」ですから、「がんばる＝ガマンする」とは無縁。もちろん、無理に苦しい運動をする必要もありません。

ダイエットと言えば、「カロリーは控えよう」「糖質はガマンしよう」などと食事制限を推奨するのが普通。だから、「にわかには信じられない」と思う人がいたとしても不思議ではありません。

でも、このウソのような方法によって、**「1カ月で体重5キロ減」「4カ月で**

体重8キロ減」「**9カ月で体重13キロ減**」……といったすごい成果を得た人たちがたくさんいるのです。それも、一時的にやせたのではなくて、その後も健康的にやせた体型をキープし続けています。

これまで、ダイエットをしても、リバウンドをしたり、思うようにやせられなかった人にこそ、本書を読んでいただきたいと思います。

「おいしく食べるだけでやせる」本書の方法は、**体に無理な負担をかけず、自然にやせる理にかなったダイエット法**と言えます。

なぜでしょうか？

じつは、食べ方にちょっとしたコツがあります。やみくもに何でも食べるのではなく、「**やせる栄養をしっかり食べる**」のです。

「やせる栄養」とは、みなさんご存じの「タンパク質」と「食物繊維」がメイン。タンパク質は食事のカロリーを体温やエネルギーとして発散します。食物繊維は腸をきれいにして、「やせ菌」と呼ばれる腸内細菌を増やします。どちらもスマートで若々しい体を維持するために必須の栄養です。

私たちの体はよくできたもので、**毎日の食事で「やせる栄養」をきちんと摂取していれば、体は勝手にやせていきます**。その食べ方のコツを本書で存分にご紹介します。一例を挙げると、

「太らない揚げ物はとんかつ」「ピザはシンプルより具だくさん」「パスタは高カロリーのミートソース」などなど、日々のメニューの選び方をはじめ、「やせ調味料・しょうがオイルの作り方・使い方」「食べすぎても、すぐ帳消しにする方法」、そしてなかには「眠りながらやせる方法」なんてものもあります。

ぜひ、気に入ったものを1つでも試してみてください。

毎日の食事をおいしく味わい、健康的で理想の体を手に入れましょう。

管理栄養士　菊池真由子

CONTENTS

2章

ガッツリ食べても、楽しくやせる! すごい方法

3章 スイーツを食べても、太らない！ すごい方法

4章 食べすぎても、すぐ帳消しにする！ すごい方法

5章 気持ちよく飲んで、気持ちよくやせる！ すごい方法

6章 オンラインで、ラクにやせる！ すごい方法

本文DTP　宇那木 孝俊

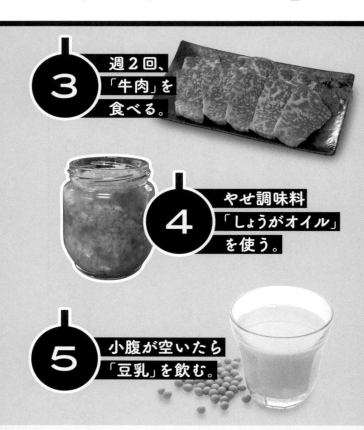

「気楽に始めてみる」

3
週2回、
「牛肉」を
食べる。

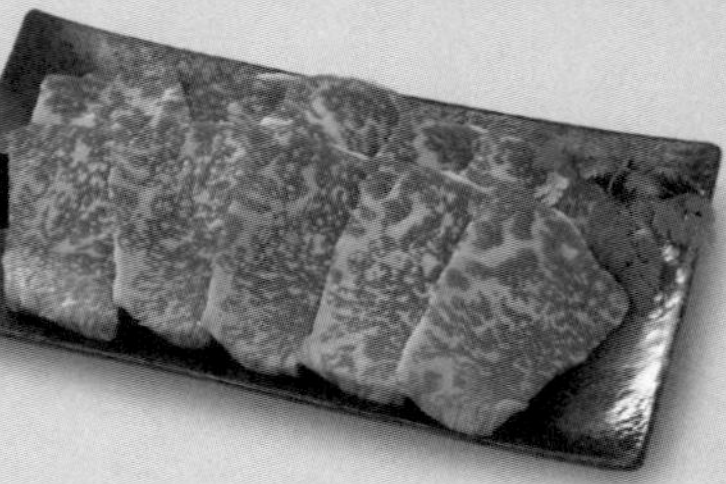

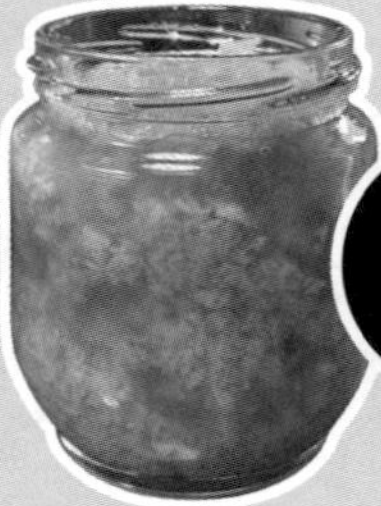

4
やせ調味料
「しょうがオイル」
を使う。

5
小腹が空いたら
「豆乳」を飲む。

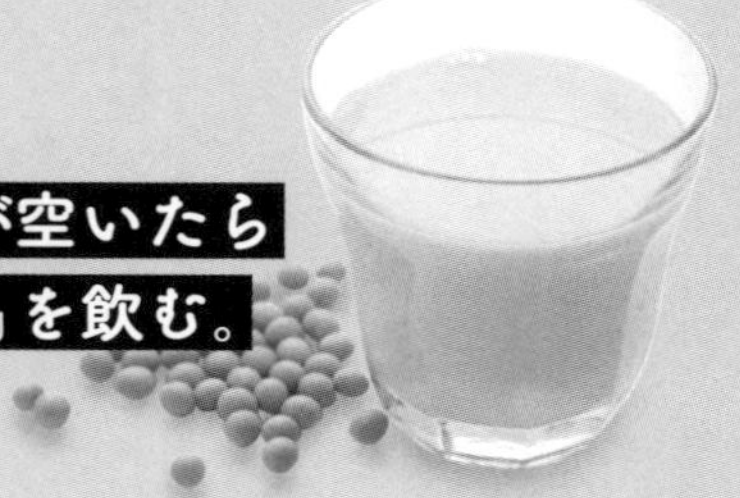

まずは、この5つから

本文に入る前に、まずは気楽にこの5つから始めてみましょう。たったこれだけで、体が勝手にやせ始めますよ！

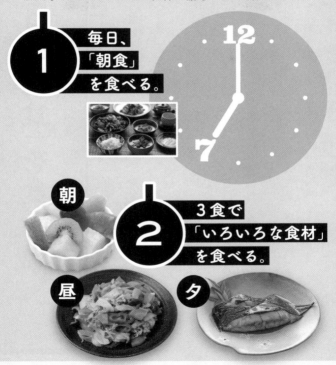

1 毎日、「朝食」を食べる。

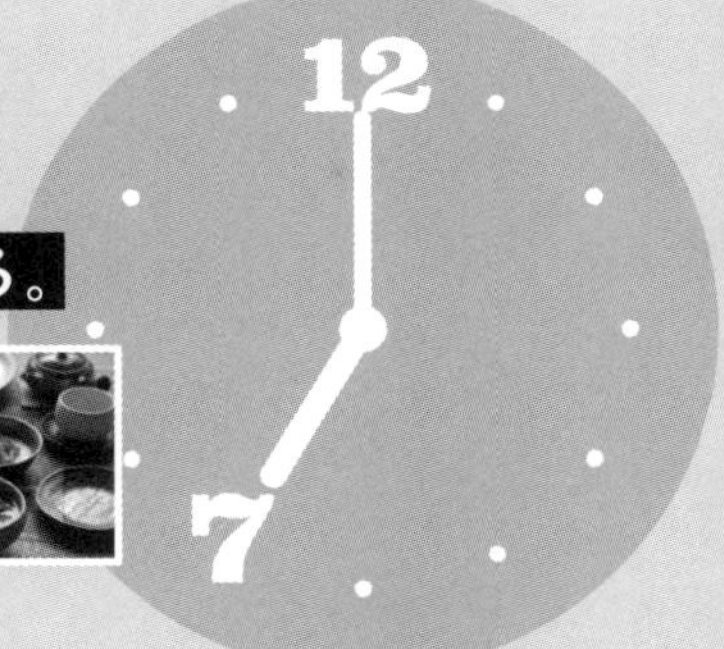

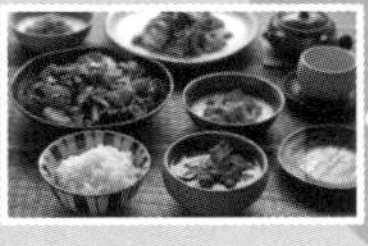

2 3食で「いろいろな食材」を食べる。

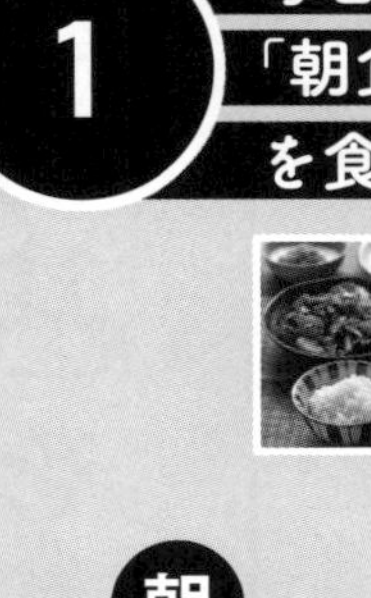

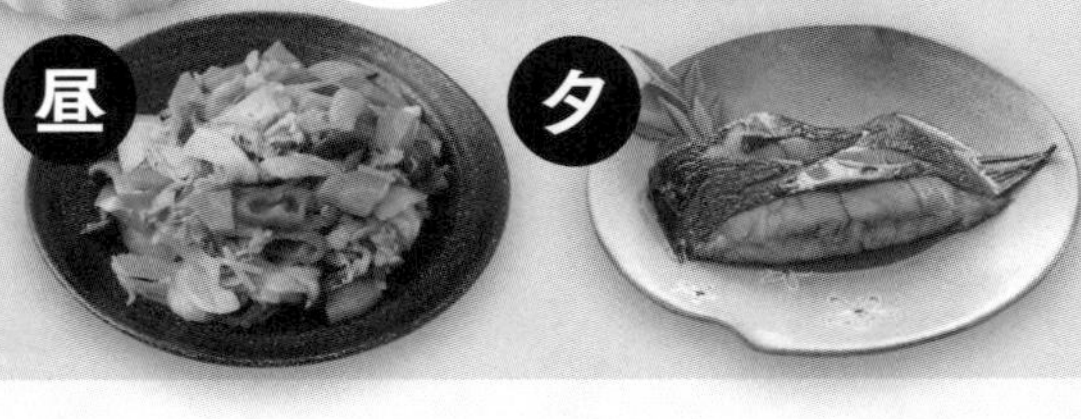

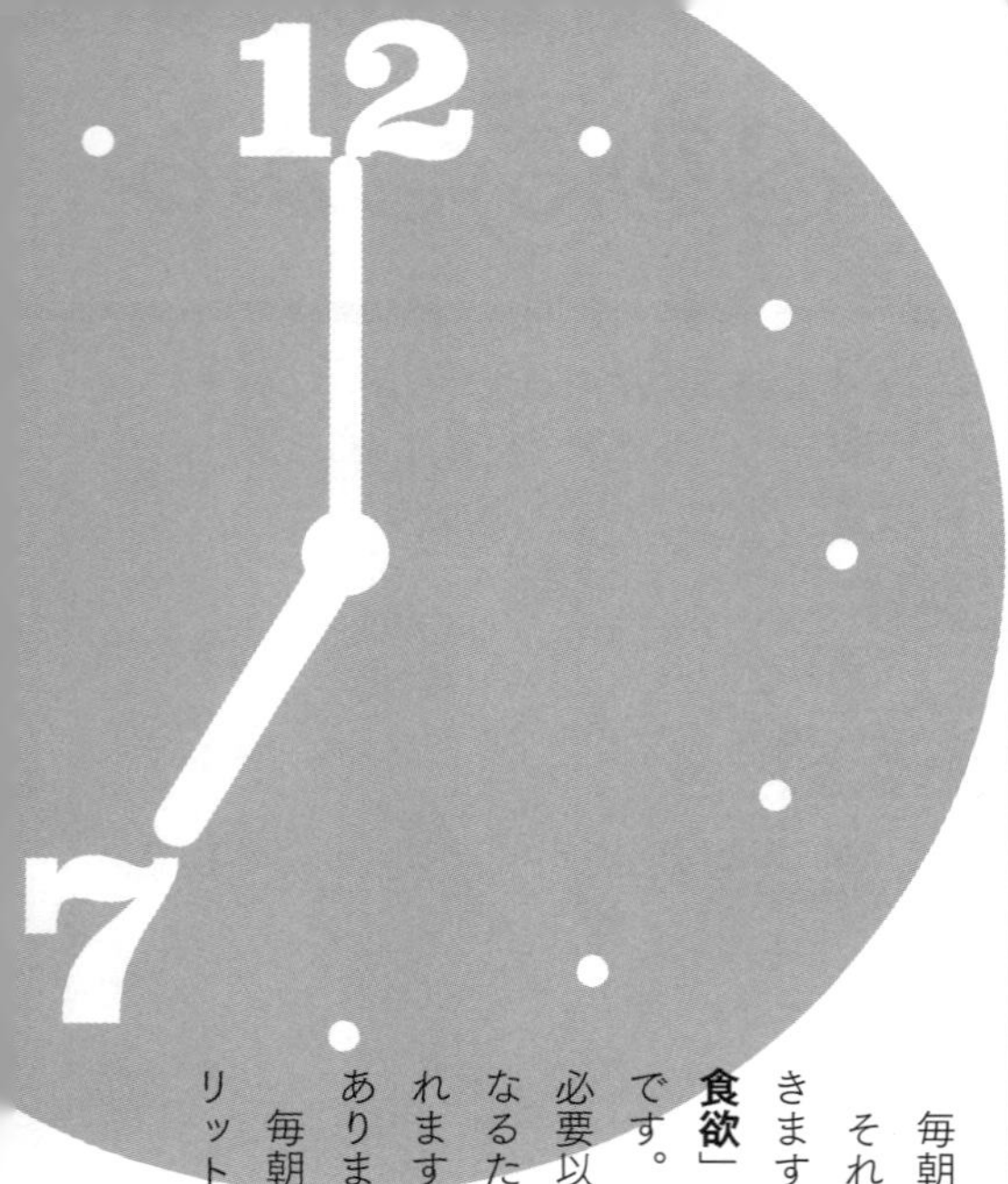

1 毎日、「朝食」を食べる。

毎朝、朝食をしっかり食べる——。

それだけで、体が勝手にやせていきます。なぜなら、**朝食が「1日の食欲」をコントロール**しているからです。朝食をしっかり食べるだけで、必要以上に空腹を感じることがなくなるため、昼食は一定の量で満たされます。また、早食いを防ぐ効果もあります。

毎朝、朝食を食べるもう1つのメリットがあります。それは、「**体内**

「朝食を食べる」だけで、やせる理由

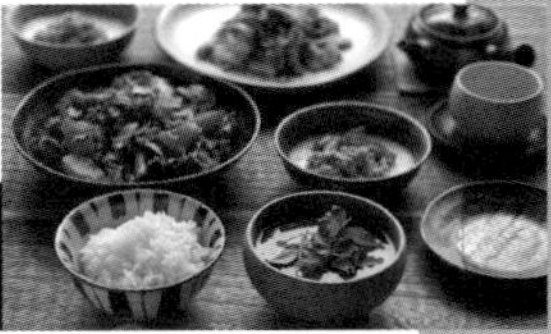

❶ 1日の食欲をコントロールできる。

❷ 体内時計のズレをリセットできる。

時計のズレをリセットできる」ことです。

1日は24時間ですが、じつは体に備わった体内時計は、少しズレています。放置しておくと、どんどんズレてしまい、「夜型」になります。すると深夜にムダな食欲がわいて、食べ始めると止まらなくなってしまうのです。

でも、大丈夫。「朝食をしっかり食べる」だけで、体内時計のズレがリセットされ、「朝型」に戻ります。つまり、朝食を食べるだけで、やせていくのです。

な食材」を食べる。

1日3食を調理方法の異なる組み合わせに！

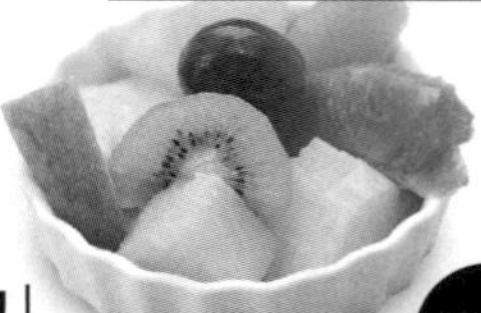

朝食

「なま物」

ヨーグルト、果物など

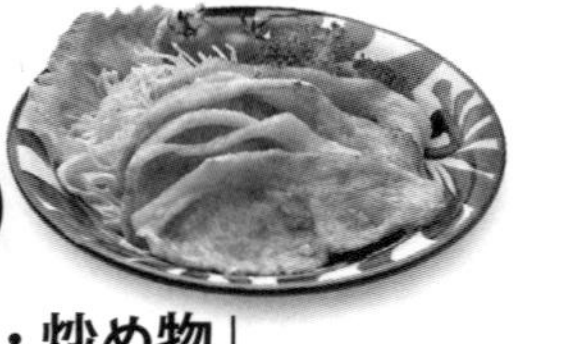

昼食

「焼き・炒め物」

野菜炒め、豚肉のしょうが焼きなど

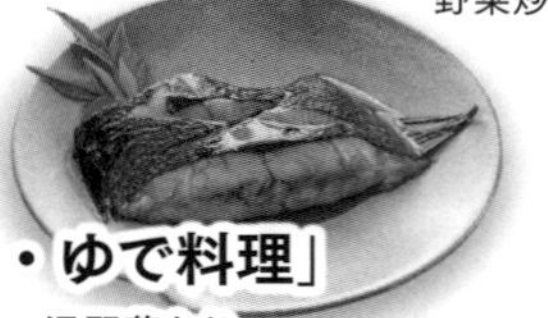

夕食

「煮物・ゆで料理」

鍋、煮魚、温野菜など

2 3食で「いろいろ

肉、魚、野菜、大豆製品、乳製品……３食でいろいろな食材を食べることも、やせる秘訣です。タンパク質や食物繊維など**「やせる栄養」をまんべんなく吸収できる**からです。

食材の種類を増やすコツは、「３食を、調理方法が異なる組み合わせにする」こと。たとえば、朝食で、ヨーグルトや果物などの「なま物」を食べたら、昼食では、野菜炒めや豚肉のしょうが焼きなど「焼き・炒め物」。そして夕食では、鍋料理や煮魚など「煮物」、温野菜のような「ゆで料理」を食べるようにするのです。

簡単なのは、**「なま物」と「炒め物」の組み合わせ**です。

「なま物」は納豆、刺身、生野菜など、「炒め物」は野菜炒めのように、肉類と野菜、きのこなどの組み合わせが手軽で効果的です。

面倒なら、１日で「なま物」「炒め物」の２品を食べるようにしましょう。

③ 週2回、「牛肉」を食べる。

「お肉を食べると太る」――。

これは完全な誤解。お肉を食べるほうがやせます。

お肉には、**食事のカロリーを燃やすタンパク質が豊富**だからです。

おすすめは「牛肉」です。牛肉は、ほかの肉類に比べて、ビタミンB6が豊富。ビタミンB6は、タンパク質が筋肉に合成されるのを助けたり、脂肪を代謝するのに欠かせない栄養素なのです。

おすすめの「やせるお肉」は「牛もも肉」！

塩かしょうゆでシンプルに味つけを！

では、どの部位がいいのかというと、ズバリ「**牛もも肉**」です。

もも肉は、脂肪が少ないうえに、ビタミンB_6が豊富だからです。

焼肉を楽しむときは、カルビより、牛もも肉。お惣菜を買うなら、「ローストビーフ」や「チンジャオロース」を選ぶのもおすすめ。

週2、3回は「牛もも肉を食べる」と、お腹のたるみ対策はバッチリです。

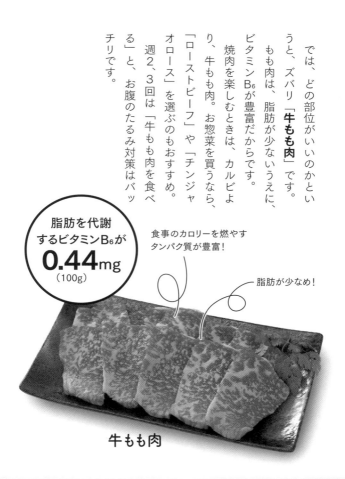

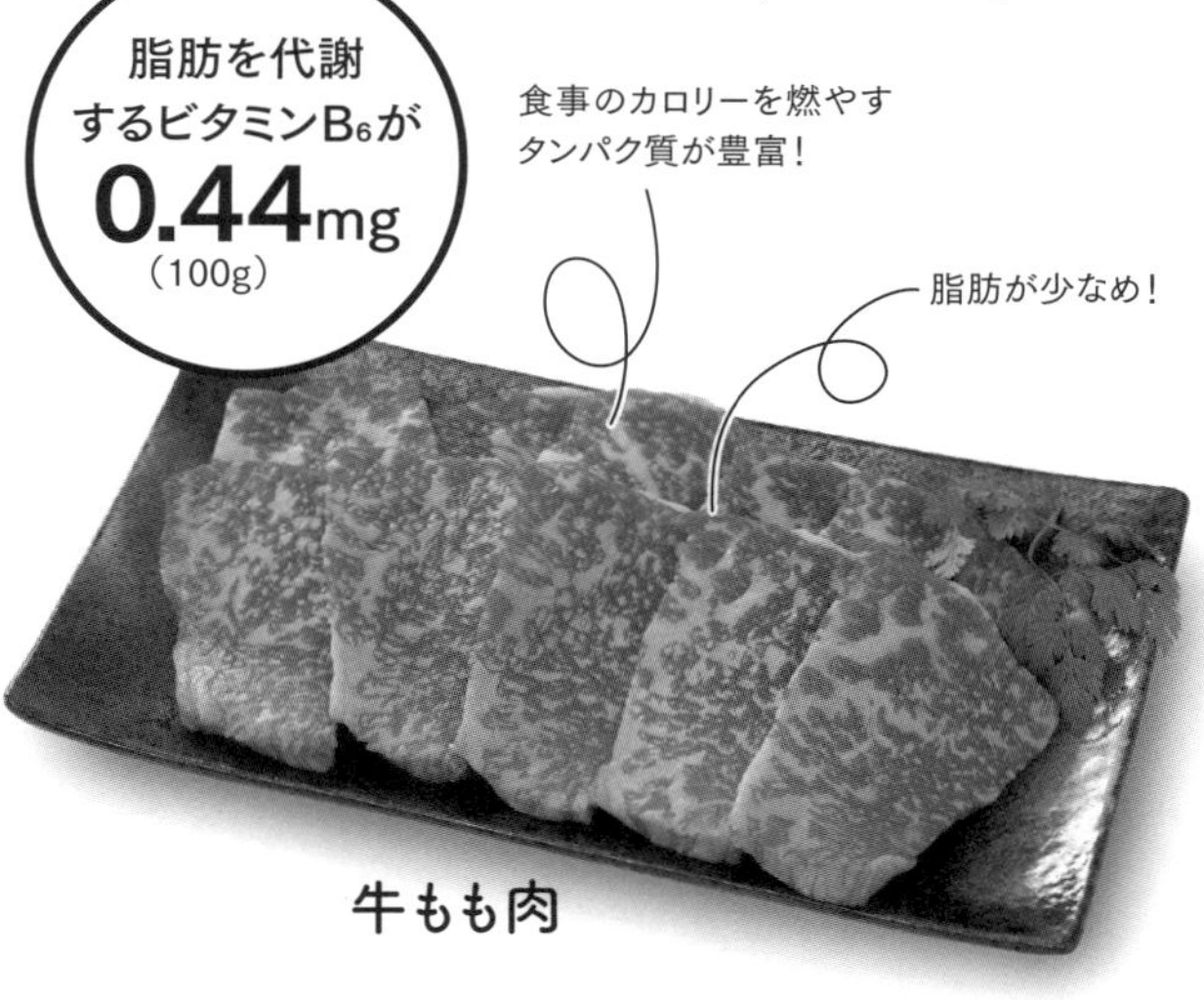
脂肪を代謝するビタミンB_6が
0.44mg
（100g）
食事のカロリーを燃やすタンパク質が豊富！
脂肪が少なめ！
牛もも肉

うがオイル」を使う。

若い頃にはくびれがあったのに、「やせない」「太りやすくなった」……。

そんな人におすすめなのが、**「しょうがオイル」**。おいしくて、使い勝手もよくて、**脂肪燃焼効果抜群の魔法の調味料**です。

材料は「しょうが」と「エクストラバージンオリーブオイル」だけ。

しょうがの辛み成分・ジンゲロンがエネルギーの代謝をアップさせて、**脂肪をどんどん燃やします**。香り成分のショウガオールは、血行をよくして代謝を上げます。老化を防ぐ、アンチエイジング効果もあるのです。

エクストラバージンオリーブオイルには**「若返りのビタミン」**と呼ばれるビタミンEがたっぷり。血流をスムーズにし、更年期障害の症状を緩和する働きもあります。動脈硬化や便秘の予防・改善効果のあるオレイン酸も豊富です。

▶ 詳しくは、52～56ページ参照。

4 やせ調味料「しょ

「しょうがオイル」のすごいやせ効果！

1. 血行を促し、代謝を上げる！
2. 発汗を促し、体脂肪を燃やす！
3. 強い抗酸化力で、老化、シミを防ぐ！
4. くびれ、ツヤ肌をつくる！
5. むくみを撃退！

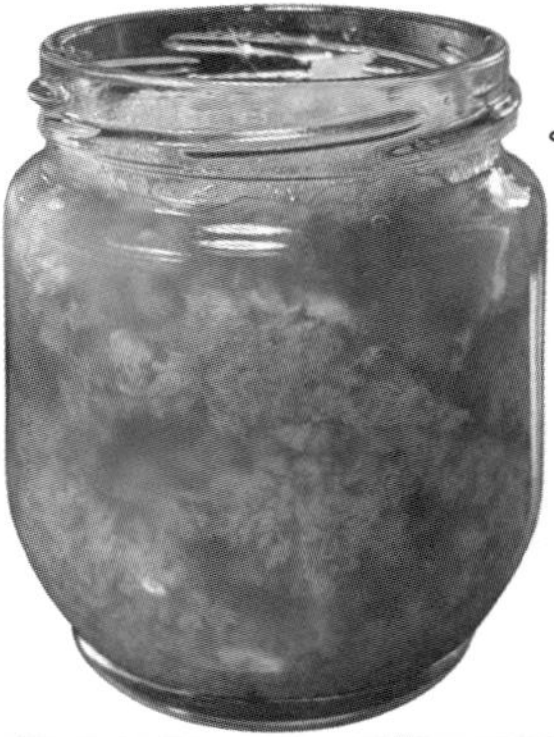

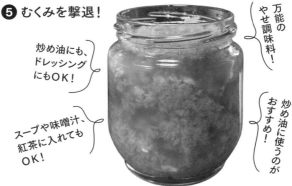

万能のやせ調味料！

炒め油にも、ドレッシングにもOK！

炒め油に使うのがおすすめ！

スープや味噌汁、紅茶に入れてもOK！

5 小腹が空いたら「豆乳」を飲む。

小腹が空いたときは「豆乳」を飲むとやせます。豆乳は、ミニパック（200ミリリットル）を飲めば、かなり満足感を得られるドリンク。カロリーも約130キロカロリーと、多くはありません。

しかも、豆乳には**脂肪の代謝を促す「大豆サポニン」が豊富**。コレステロールや中性脂肪を下げる働きもあるので、メタボが気になる人にもピッタリ。

小腹が空いたといっても、体が食べ物を欲しているわけではありません。「なんとなく、ちょっと」口にしたいだけなのです。ドリンク類でお腹をふくらます程度がちょうどいいのです。

寝る前に小腹が空いたときは、豆乳を飲んでお腹を落ち着かせておくと、スッと**眠りに入りやすくなる**ので、特におすすめです。

豆乳には「やせる栄養」がたっぷり！

やせる栄養

大豆サポニン

脂肪の代謝を促す！
コレステロール、
中性脂肪を
下げる！

お腹に
どっしり溜まって
満足感が！

大豆の栄養が
たっぷり！

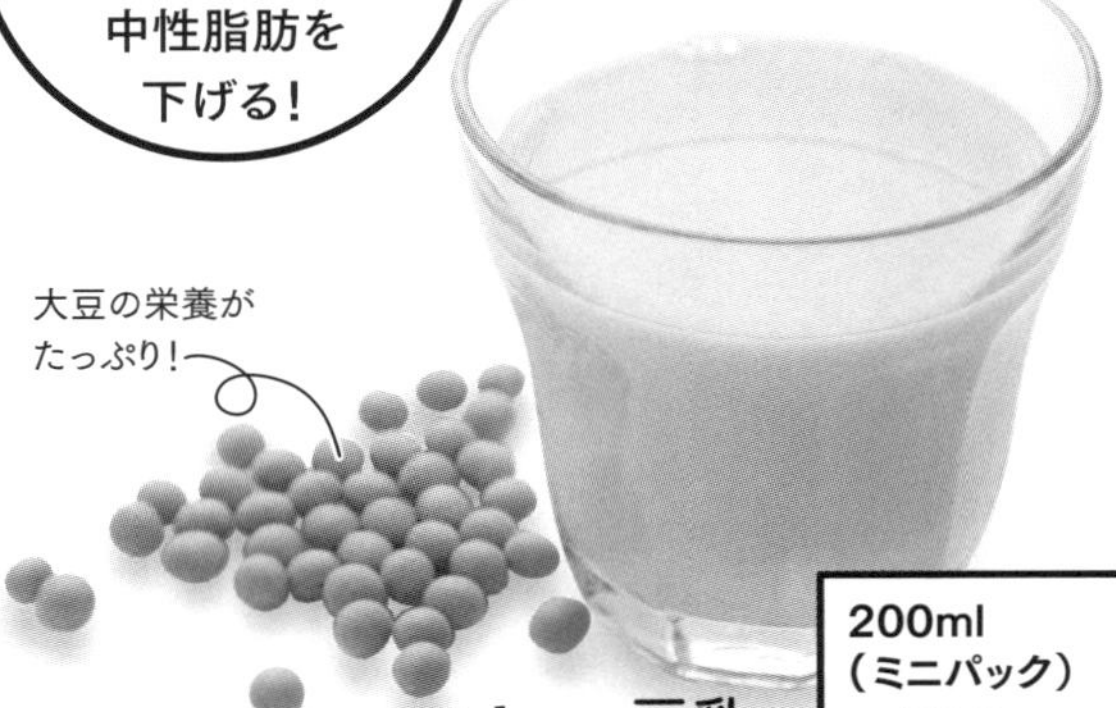

調整豆乳がおすすめ！

豆乳

200ml
（ミニパック）
約130kcal

1章

体が「勝手にやせる」食べ方を知ろう！

01

「やせる栄養」をたくさん食べるから、勝手にやせる！

「やせるためには、食事やスイーツをガマンしなければ……」

そんなふうに思っていませんか？

残念ながら、食事を低カロリーにするだけではやせません。一時的にやせることができたとしても、必ずリバウンドします。せっかくダイエットを始めたのに、途中で挫折してしまうのは、まさにそのパターン。

じつは太るのは、カロリーではなく、「**やせる栄養**」が不足することが原因。やせる栄養は、「**タンパク質**」と「**食物繊維**」がメイン。この2つが不足すると、太る以外にも、見た目が老けて見えるという、嬉しくないおまけがついてきます。だから、絶対に放置することはできません。

みなさんご存じのように、タンパク質は肉、魚、卵、牛乳、大豆などに多く含まれています。タンパク質は、筋肉や肌や髪の材料になる重要な栄養素です。また、タンパク質自体に、食事のカロリーを体温として発散させる働きがあるため、余分なカロリーを消費するダイエット効果がバツグンです。

肉や卵には、ビタミンB群も豊富。ビタミンB群は体の代謝を高め、**糖質や脂質の燃焼・分解を促す**ので、やせやすくなります。

魚はミネラル類が豊富。代謝を高めるほか、肌の潤いやシミ・シワを防ぐうえでも効果的です。魚は低脂肪なため、余分な脂肪を摂取する心配も無用です。

さらに、魚には血液をサラサラにして動脈硬化や脳卒中、心筋梗塞、認知症などを予防する作用もあるのです。

もう1つの「やせる栄養」食物繊維は、なんと言っても「やせ効果」がすごいです！　腸内環境をよくする働きが絶大で、食物繊維をたっぷり食べると、腸内に通称「やせ菌」が増えます。

やせ菌は、**「短鎖《たんさ》脂肪酸」という天然のやせ成分**を生み出します。脂肪の蓄積をブロックしてくれる、ダイエットの強力な味方です。

食物繊維が豊富な食材は、野菜、海藻、きのこ類。その特長は「カロリーがほとんどない」こと。つまり、量を気にせずに食べられるのです。

これらの食品は、低カロリー、低糖質、低脂肪とやせる要素が満載。

食物繊維はお通じをよくして、**ポッコリお腹の解消**をしてくれます。しかも、血糖値の急上昇を抑え、余計なコレステロールの吸収を抑え、高血圧を予防するなどメタボ対策にも効果的です。もちろん、満腹感を長持ちさせるので食べすぎをセーブする働きもあります。

「おいしく食べて勝手にやせる！」には、たんぱく質と食物繊維。この組み合わせが最強です。

「おいしく食べて、勝手にやせる!」法

やせる栄養

食物繊維
腸をきれいにして
「やせ菌」を増やす!

×

タンパク質
食事のカロリーを体温や
エネルギーとして発散!

ビタミンB群が
やせる栄養をサポート!

おすすめ食材
はこれ!

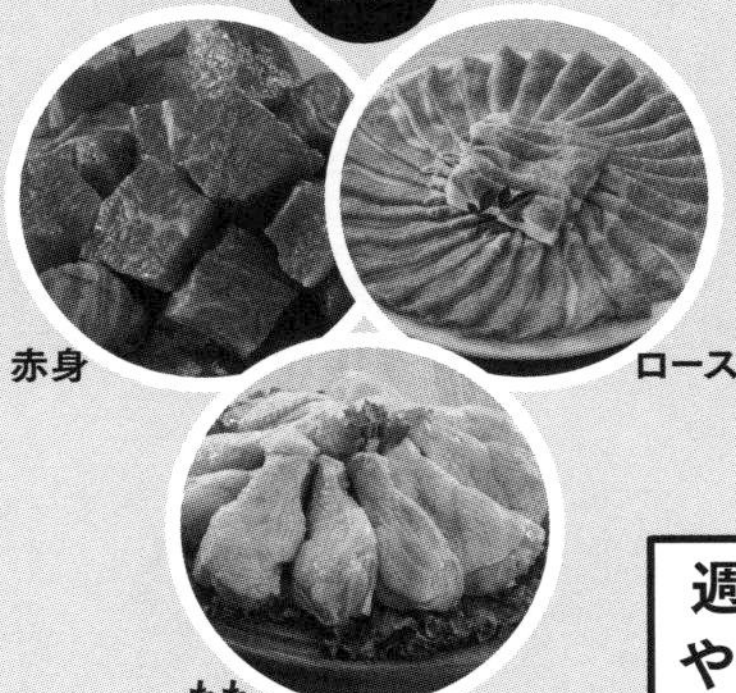

1回に
100〜
150g
肉
赤身
ロース
もも

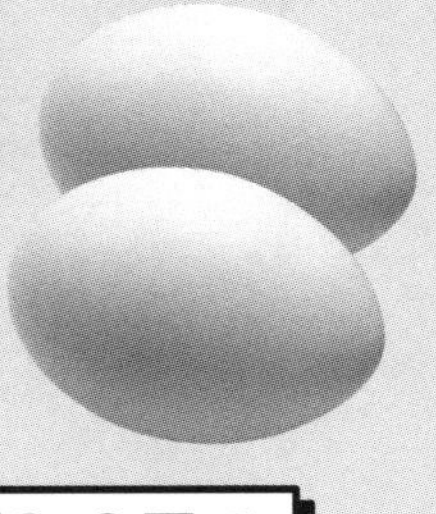

卵
1回に
2個

週2、3回で
やせ効果が!

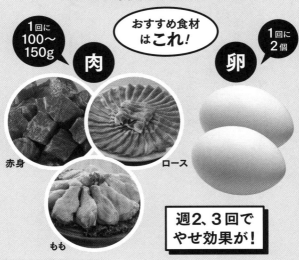

02

朝の「やせるサラダ」で「やせる1日」がスタート

食事の用意は簡単に済ませる――。

じつは、これも「おいしく食べて勝手にやせる！」コツです。

手間がかかるものは、長続きしないからです。

おすすめなのがサラダチキンを使った「**やせるサラダ**」。

サラダチキンの原材料は鶏のむね肉です。鶏のむね肉は「やせる栄養」タンパク質が豊富なうえに、低脂肪というよさがあります。

生野菜の上にサラダチキンをのせるだけで、簡単に「やせるサラダ」のできあがり。

「やせるサラダ」の簡単なつくり方！

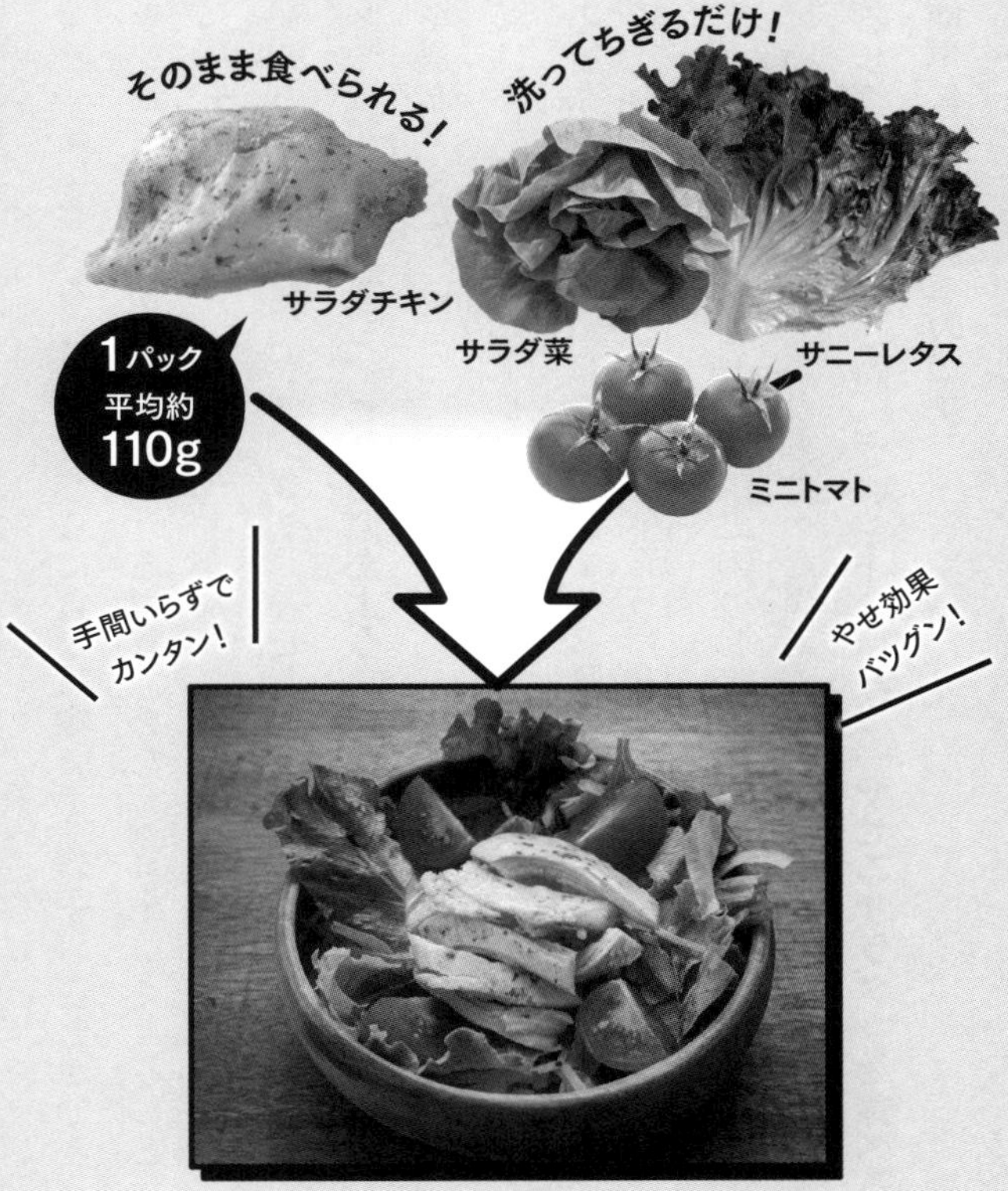
そのまま食べられる！
洗ってちぎるだけ！
サラダチキン
1パック
平均約
110g
サラダ菜
サニーレタス
ミニトマト
手間いらずで
カンタン！
やせ効果
バツグン！

やせるサラダ

生野菜と一緒に食べることで、さらに食物繊維を上乗せすることができるのです。タンパク質と食物繊維の「やせる栄養」をたっぷり手早くとることができるスグレモノです。

サラダチキンは、ハーブやコショウ、スモークなど、さまざまな味が楽しめます。味つけが変わっても、**どれも似たようなカロリー、脂肪の量**なので、好きな味を選んでください。

生野菜はサラダ菜やサニーレタス、ミニトマトなど、洗ってちぎるだけで食べられる野菜がおすすめ。ほかの野菜でも3種類程度あればＯＫ。

サラダチキン1パックに、野菜は直径10～15センチのボウルに1杯程度。これらの野菜類はカサが大きいので、これだけでもちぎって入れるとすぐにお皿がいっぱいになります。ですから食べた満足感も大きくなります。

「やせるサラダ」は朝食に向いています。**毎朝、「やせるサラダ」を食べるだけ**で、簡単にやせられるのです。

03

「食べる順番を変える」だけで、簡単にやせる理由

「何を食べるか」だけでなく、**「どの順番で食べるか」**にもコツがあります。

食べる順番をほんの少し変えるだけで、確実にやせることができるのです。

これまで食べる順番について、考えたことがなかった人は、今すぐ意識を切り替えてください。好きなものを好きな順番で食べていては、いくら食事内容に気をつけたとしても、効果は半減してしまうからです。

まずは、**食事の前に、お茶を1杯**飲みます。そのあと、汁物（味噌汁やスープ類）に箸をつけましょう。

最初に水分をとる理由は、お腹がふくらんで、たくさん食べたい気持ちを落

ち着かせる効果があるからです。

お茶は、湯飲み半分～1杯程度が目安。汁物は、具を食べて、お腹に固形物を送ることがポイントです。これで、空腹をやわらげることができます。

次に、野菜料理をしっかり噛んで食べます。野菜は、低カロリー・低脂肪食品。たっぷり食べても太りません。

その次は、メインディッシュにあたる肉や魚料理です。

肉や魚料理は、良質なタンパク質源。食後に体温を高めたり、食べたものをエネルギーに転換したりする作用がある「やせる栄養」です。**しっかり食べることが大切**です。

最後に箸をつけるのは、主食のごはんや麺類です。すでにあれこれと食べたあとなので、主食は少しの量で十分な満腹感が得られます。

食事は飲み物から――この順番がやせるコツです。

「何から食べるか」で人生が変わる!

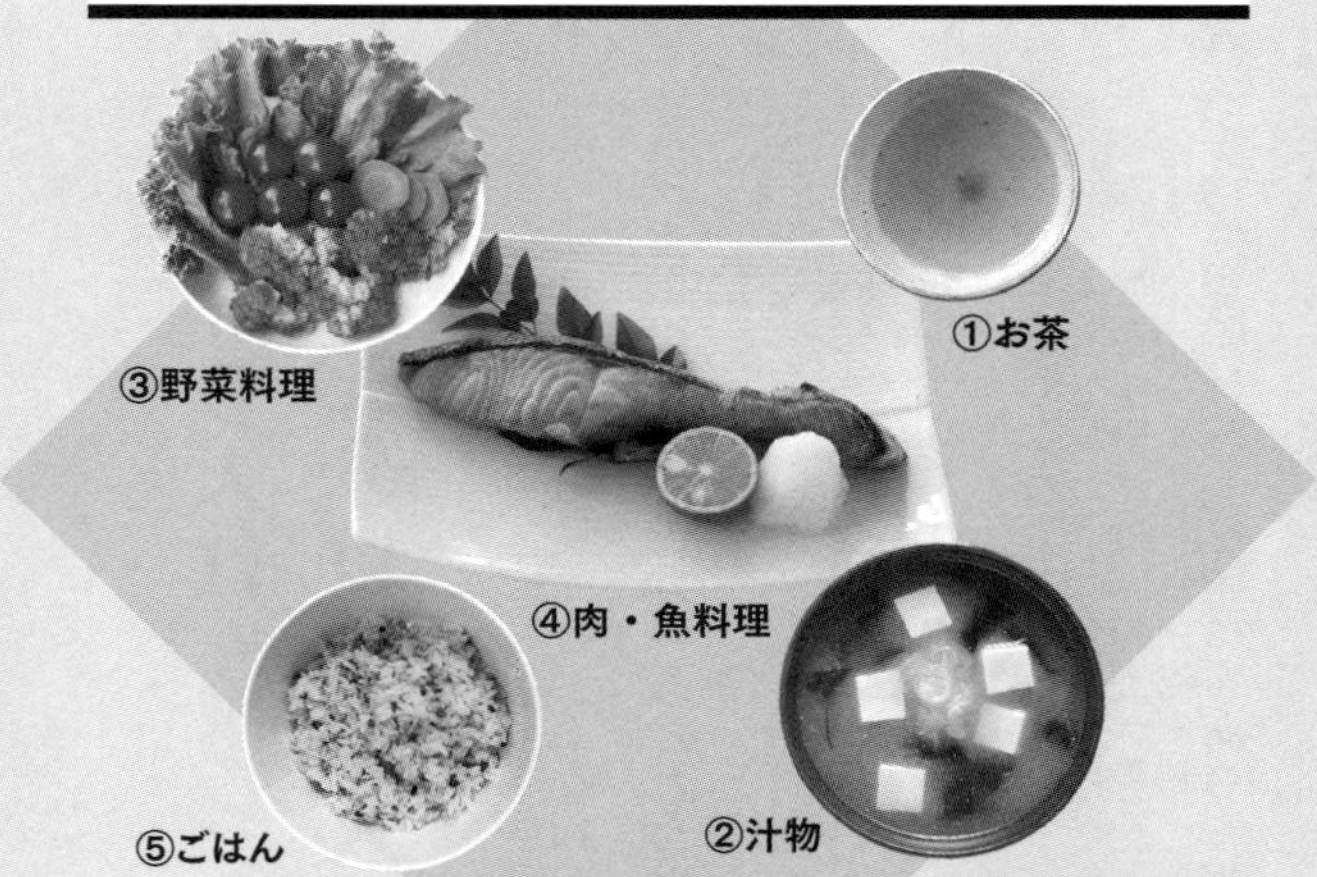
③野菜料理
①お茶
④肉・魚料理
⑤ごはん
②汁物

※数字は食べる順番

やせる食べ方のコツ

❶ 汁物（味噌汁、スープ）からとる。

最初に水分をとることで、お腹がふくらみ、たくさん食べたい気持ちを落ち着かせる。

❷ 野菜をしっかり噛んで食べる。

噛む回数が多いと、満腹感を得やすくなる。

❸ 肉、魚をしっかりとる。

タンパク質は、食事のカロリーを発散してくれる。

04

食べてやせる人は「食事時間20分以上の人」

食事はゆっくり楽しんで食べる――それが基本です。

なぜなら、**食事に20分以上かけるかどうか**で、太る、太らないが決まってしまうからです。

食事を20分以内に終える人は「**デブ食い**」。

食事に20分以上かける人は「**やせ食い**」。

そう覚えておきましょう。

「デブ食いの人」と「やせ食いの人」を比較した興味深い研究があります。

両者の平均体重差は5・8キロもあり、服のサイズが2つも違うという結果

太る、太らないは「食事の時間」で決まる

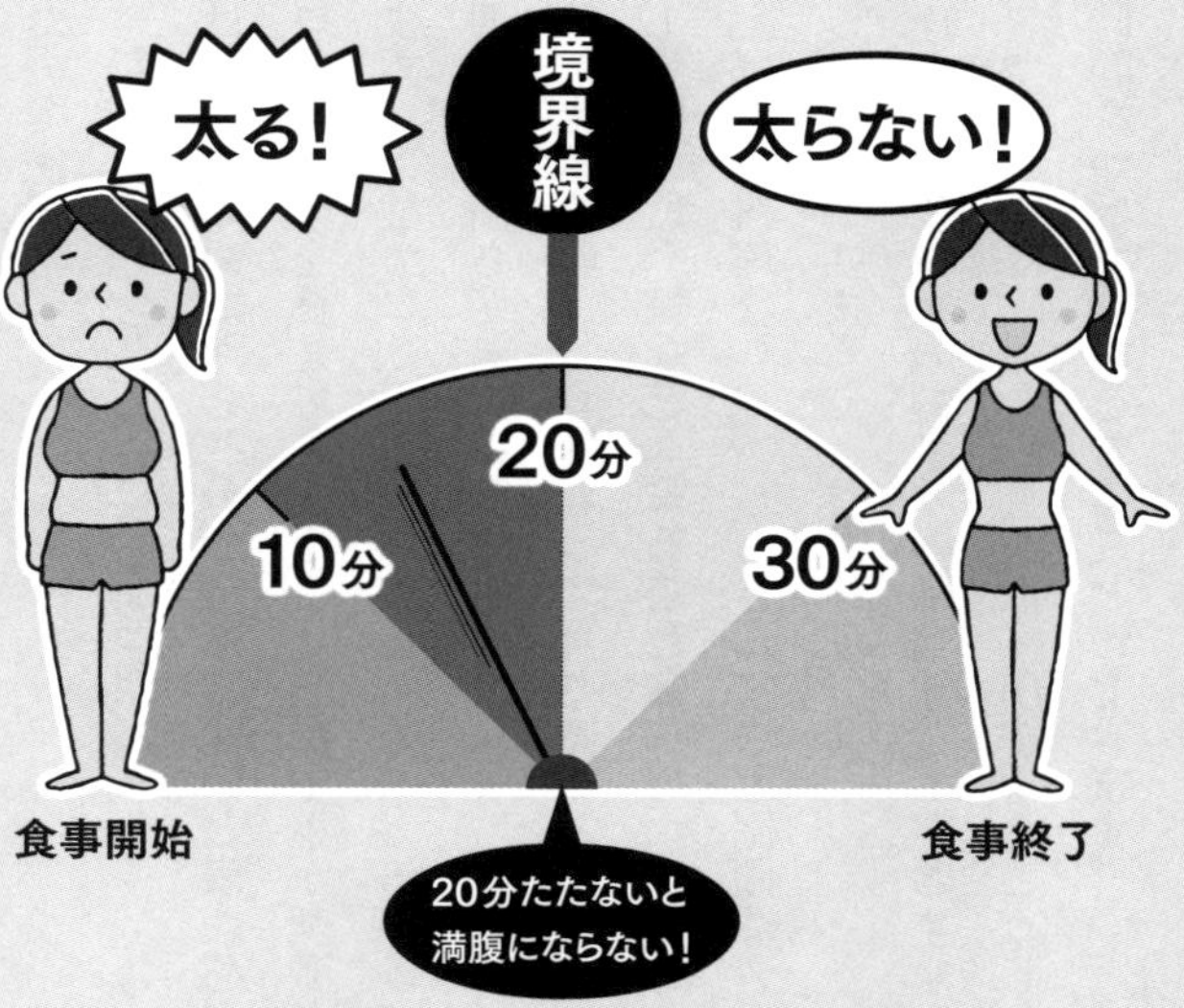

食事を「ゆっくり味わう」コツ

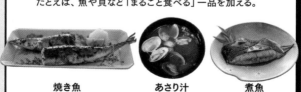

たとえば、魚や貝など「まるごと食べる」一品を加える。

焼き魚

あさり汁

煮魚

になったのです。

なぜ、「食事時間20分」が基準となるのでしょうか？

それは、食べ始めてから**20分が経過しないと満腹感が得られない**からです。20分以内に食事を終えてしまうと、満腹中枢が刺激されないため、「大食い」になります。当然カロリー過多になるため、太るわけです。

この悪循環を断ち切るのは簡単です。

まずは、食事をゆっくり味わって食べること。

もう1つは、魚や貝など**「まるごと食べる」**一品をメニューに加えること。

たとえば、魚料理なら、あじやさんまなど尾頭つきの焼き魚、かれいの煮つけのように魚を一匹まるごと煮た料理です。

貝料理なら、殻つきのあさりの味噌汁などがおすすめです。

骨を箸で取り除く、殻から身を取り出す……こうしたひと手間が必要なため、自然と時間をかけて食事をすることができます。

05

間食は「午後2時〜4時に食べる」ムダに太らない習慣

間食を食べても太らない**「ゴールデンタイム」**があります。それは、「午後2時〜4時」の2時間です。

何を食べるかと同様、いつ食べるかも重要なのです。

私たちは生まれつき「時計遺伝子」をもっています。この時計遺伝子が、私たちの生活リズム＝体内時計を司っているのです。

時計遺伝子の中には、**脂肪の合成を促す「BMAL1」（ビーマルワン）**という物質があります。

BMAL1は、時間帯によって量が変わることが特徴。つまり、BMAL1

の量がもっとも少ない時間帯であれば、食べても脂肪になりにくく、太らないということ。その太らない時間帯が、「午後2時～4時」なのです。

逆に、BMAL1の量がもっとも増えるのが「夜の10時～深夜2時ごろ」。太りやすい**「魔の時間帯」**です。

この「魔の時間帯」に夕食を食べたり、お菓子を食べたりすれば、確実に脂肪として蓄積されてしまいます。

ポテトチップスのように脂っこいものでなかったとしても、夜の間食は太るということです。

間食を食べるなら、「午後2時～4時」まで。もし、夜10時以降に小腹が空いたときは、前に紹介した「豆乳を飲む」のがおすすめです。

このように、**時間を上手に味方**にすれば、「おいしく食べて勝手にやせる！」は成功したのも同然です。

間食を食べても太らない「ゴールデンタイム」

おさらい！

BMAL1（ビーマルワン）に注意！

- 脂肪の合成を促す。
- 時間帯によって量が変わり、
  午後2時～4時がもっとも少ない。

太る時間帯、太らない時間帯

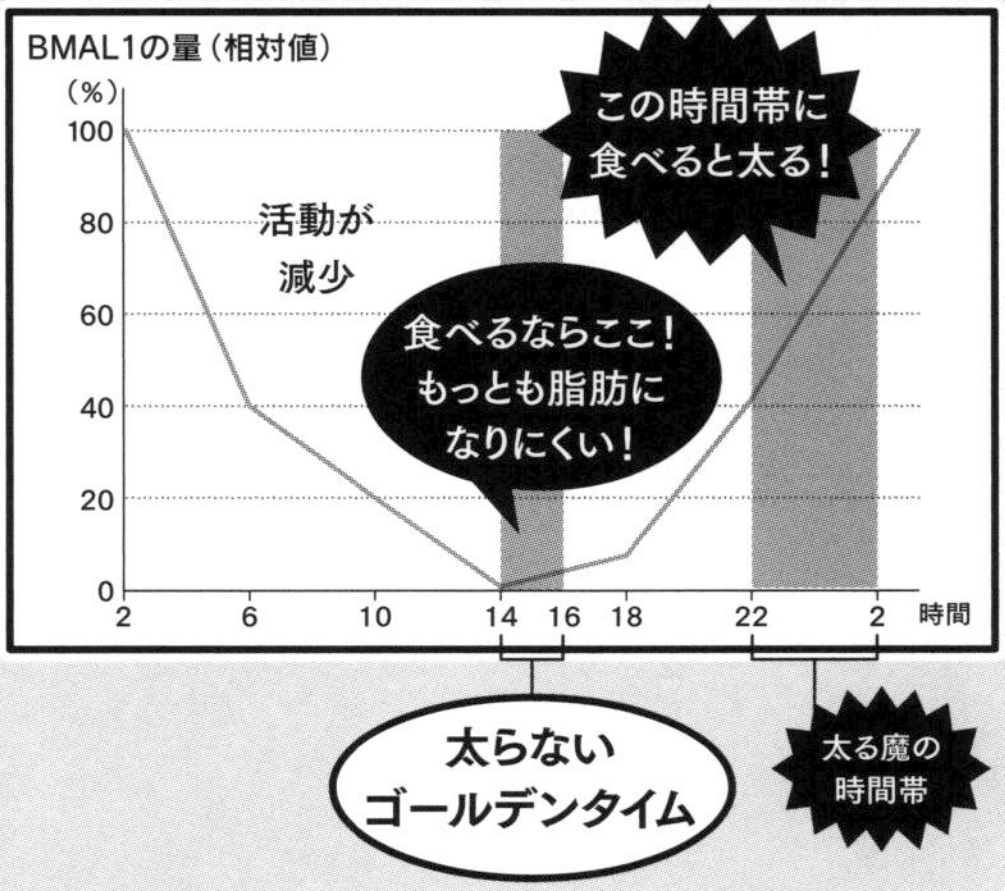

06

お腹を凹ますなら「夕食のゴボウサラダ」が一番！

週に1、2回夕食で「ゴボウサラダ」を食べる——。

それだけで、**下腹ポッコリが凹みます**。下腹がポッコリするのは、主に便秘が原因。つまり、便秘を解消することが、下腹を凹ますコツなのです。

ゴボウをおすすめする理由は、水に溶けない「不溶性食物繊維」と水に溶ける「水溶性食物繊維」が豊富だから。

不溶性食物繊維は、水分を吸収して数倍から数十倍にふくれあがり、腸にある不要なものをからめとりながら、体外に排泄してくれます。水溶性食物繊維は便の水分量とかさを増やして、お通じをよくする効果があります。

「ゴボウを食べる」だけで、やせる理由

2つの食物繊維パワーで腸スッキリ!

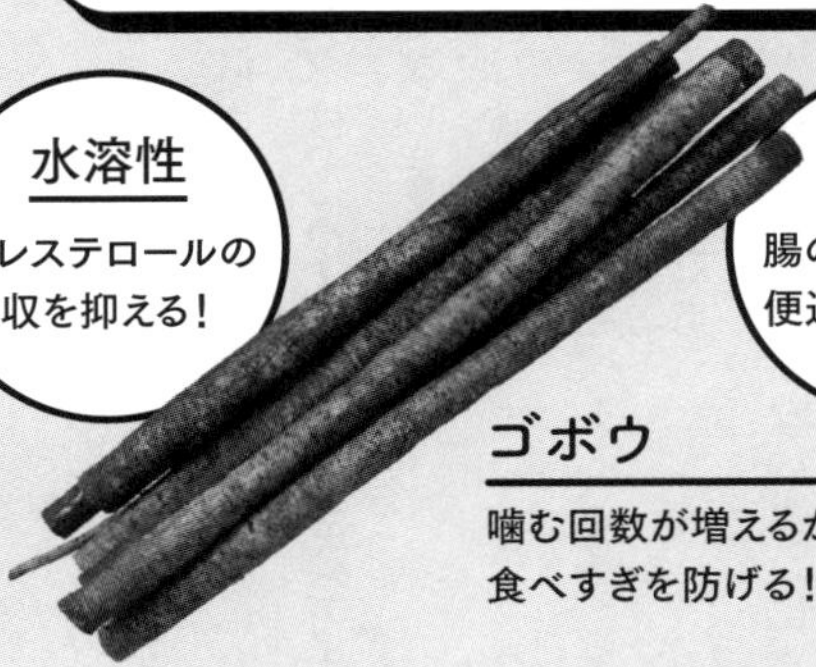

水溶性

コレステロールの
吸収を抑える!

不溶性

腸の動きをよくし、
便通を促す!

ゴボウ

噛む回数が増えるから、
食べすぎを防げる!

ゴボウサラダ

おすすめの
食べ方

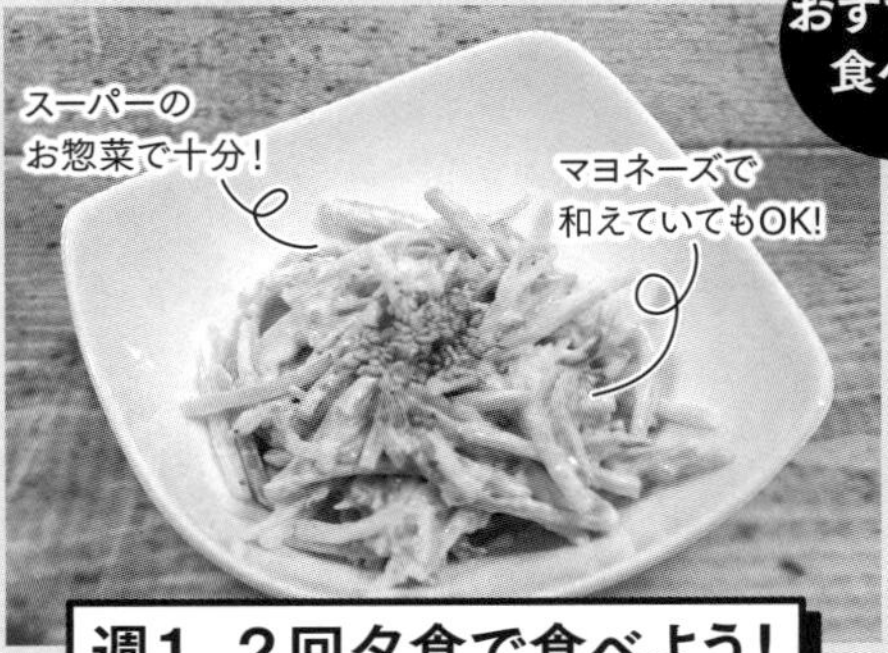

スーパーの
お惣菜で十分!
マヨネーズで
和えていてもOK!

週1、2回夕食で食べよう!

この2つの食物繊維の働きで、腸の働きが活性化して、便秘がスッキリ解消するのです。

ゴボウ料理の中でも、とくにおすすめなのが「ゴボウサラダ」。きんぴらにすると、つい味が濃くなりがちで、ごはんが進んでしまうからです。

ゴボウサラダは、**スーパーのお惣菜で十分**です。一度に1パックの半分~全部を食べてしまいましょう。

ところで、なぜ、夕食にゴボウサラダを食べるといいのでしょうか？

夕食は1日でもっとも食べる量が多くなる食事。ただ、あとは寝るだけですから、食べすぎは禁物です。

そこで、ムダな食欲がわかないようにゴボウを食べるのです。食物繊維は固い成分のため、食べるときは、しっかり噛む必要があります。噛む回数が増えると、適度な量で満足でき、食べすぎを防ぐことができるのです。

早ければ2週間で効果が出ます。ぜひ、試してみてください。

07

フルーツの「やせる食べ方」を知っておこう

いちご、キウイ、りんご――この3つのフルーツを上手に食べる人は、確実にやせます。

フルーツは脂肪に変わりやすい糖分を多く含むため、ダイエットには不向きですが、**この3つは別格**です。

いちご、キウイ、りんごは糖分が少ないうえに、腸内の有害物質を体外に出す食物繊維の**ペクチンが豊富だから**です。

しかも、ペクチンは血中コレステロール値を下げ、体に好ましくない物質を体外に排出する働きをもっています。脂肪の多い食事をしたあとに、この3つのフルーツを食べれば体の大掃除をしてくれるのです。

この3つのフルーツは、善玉菌が豊富なトクホ（特定保健用食品）の**プレーンヨーグルトと一緒に食べるとさらにすごい力を発揮**します。腸の中に「天然のやせ成分」短鎖脂肪酸を増やすことができるのです。

短鎖脂肪酸は、糖質や脂肪の溜め込みを防ぐとともに、余分なカロリーを消費するスグレモノ。最近の研究によると、短鎖脂肪酸が食欲抑制ホルモンの分泌を促進することまでわかってきました。

腸の中に**短鎖脂肪酸が増えれば増えるほど、やせやすくなる**ということです。

食べる量の目安は、ヨーグルト100グラムとフルーツ約50グラム。いちごなら4個、キウイなら2分の1個、りんごなら4分の1個程度を目安としてください。

しっかり食べて「やせ体質」の体を手に入れましょう。

「やせるフルーツ」を上手に食べよう！

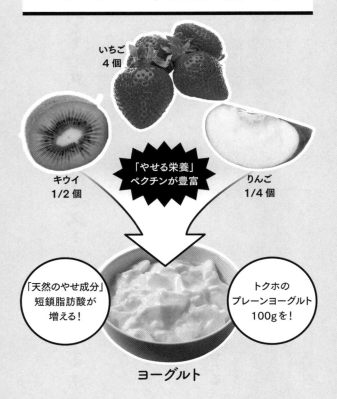

いちご
4 個
キウイ
1/2 個
りんご
1/4 個
「やせる栄養」
ペクチンが豊富
「天然のやせ成分」
短鎖脂肪酸が
増える！
トクホの
プレーンヨーグルト
100gを！
ヨーグルト

食べるだけで「やせ体質」に！

08

いつものスープを「やせスープ」に変える法

スープや味噌汁などの「水分」を最初にとっておくと、食べすぎを防ぐことができます。胃がふくらむため、自然に食事量を減らすことができるからです。

これも「おいしく食べて勝手にやせる！」コツの1つ。

しかも、スープや味噌汁は、具で**野菜や海藻類をしっかり食べられる**メニューです。葉物野菜などは具にするとカサが約半分に減るので、見た目は少ないように見えて、じつは案外たくさん食べることができます。

スープには、ポタージュスープ、ワカメスープ、味噌汁、すまし汁と種類が豊富です。何を選んでもよさそうですが、じつは**ポタージュだけはＮＧ**。

ポタージュの濃厚なスープには、材料に生クリームやバターなどがたくさん使われているので、太りやすくなります。どろっとしているタイプは水分が少ないので、ダイエット効果は期待できないのです。

スープを選ぶなら、「水分＋野菜」の組み合わせが一番！

さらには、野菜や海藻をたっぷり入れて「食べるスープ（味噌汁）」にして、野菜料理としても活用しましょう。「やせる栄養」がしっかりとれます。

このように、「やせ効果」は抜群なのですが、具が野菜や海藻だけだと、おいしさという点では、いまひとつもの足りないのも事実。

そこで、**「しょうがオイル」**や**「油揚げ」**の出番です。

野菜は特有のえぐみが出たり、海藻は磯くささが出てしまうことがあります。そんなとき、しょうがオイルや油揚げを入れるだけで、一瞬にして風味をよくすることができます。それに、油のコクが追加されるため、**とてもおいしくなる**のです。

また、にんじんやほうれん草、小松菜、大根の葉、かぶの葉、みつば、かぼちゃ、春菊といった緑黄色野菜を入れると、油揚げの油でベータカロテンの吸収がよくなります。

海藻なら、油揚げと相性のいいワカメや、昆布もおすすめです。

ちなみに、味噌汁の味噌の種類は何でも構いませんが「だしを効かせる」ことがポイントです。

だしは「顆粒だし」でOKです。だしの味を効かせると、食欲が落ち着いて、ムダに箸が進んでしまうことも防げます。

私のおすすめは、**「豆苗ととろろ昆布のやせスープ」**です。

豆苗は緑黄色野菜でベータカロテンが豊富。鍋にしょうがオイルを入れて中火で豆苗がしんなりするまで炒めると、ベータカロテンの吸収がアップします。

1日1杯の「やせスープ（味噌汁）」で、スッキリしたボディになりましょう。

野菜たっぷり「やせスープ」を食べよう！

豆苗ととろろ昆布のやせスープ

材料（4人前）

豆苗 …………………………………………… 1パック
にんじん …………………………………………… 60グラム
しょうがオイル ………………… 大さじ1（なければゴマ油）
だし汁 ………………… 3カップ（顆粒だしなら大さじ1）
しょうゆ …………………………………………… 大さじ2
みりん …………………………………………… 大さじ1
とろろ昆布 ………………………………… 少し（3グラム）

つくり方

① 豆苗は根元を切り落として3等分に切る。にんじんは千切りにする。
② 鍋にしょうがオイルを入れ、中火でにんじんが柔らかくなるまで炒める。豆苗を加えて、しんなりさせる。
③ ②にだし汁、しょうゆ、みりんを入れてサッと煮る。

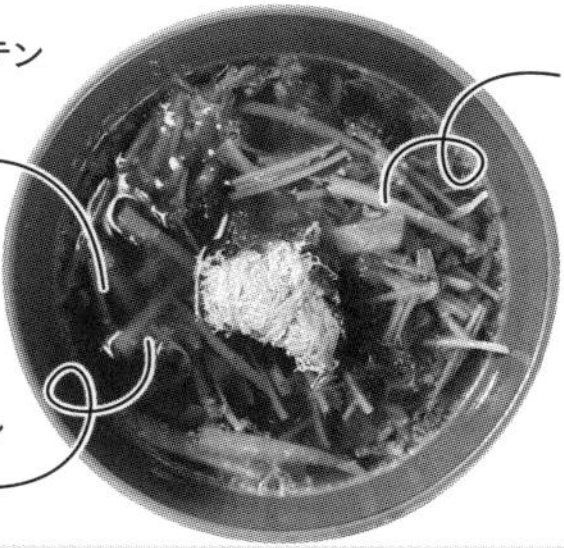

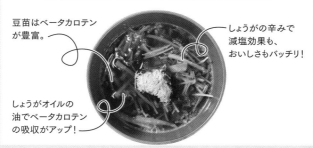

豆苗はベータカロテンが豊富。

しょうがの辛みで減塩効果も、おいしさもバッチリ！

しょうがオイルの油でベータカロテンの吸収がアップ！

「しょうがオイル」を使った「最高のやせレシピ」がこれ！

かけても炒めてもおいしくて、やせ効果も抜群！
それが魔法の調味料「しょうがオイル」。これから、
しょうがオイルのやせる食べ方を一挙紹介します。

しょうがオイルのつくり方

＊日持ちは冷蔵庫で1カ月程度
＊1人分は小さじ1～2杯程度

材料（つくりやすい分量）

しょうが（皮つき）のすりおろし……100g（おおよそ1袋）
エクストラバージンオリーブオイル……100ミリリットル

つくり方

① オリーブオイルをフライパンに入れて中火で温める。
② 細かな泡が立ったら、弱火にしてしょうがを加え、1分ほどへらで混ぜる。
③ ビンに入れて粗熱が取れたら、冷蔵庫に保管する。

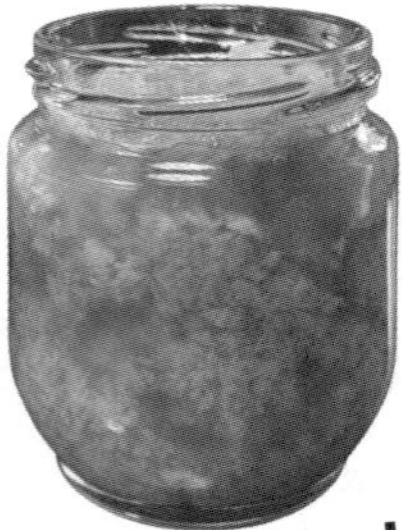

味噌汁や紅茶に入れても…

インスタントスープに足しても…

和風や中華ドレッシングに混ぜても…

冷や奴や刺身にかけても…

全部、おいしい！

やせ
レシピ
①

しょうがドレッシング

材料（つくりやすい分量）

しょうがオイル …… 大さじ2
酢 …… 大さじ 2
しょうゆ …… 小さじ1
砂糖 …… 小さじ 2
塩 …… 小さじ 1/2

つくり方

ボウルに材料をすべて入れ、全体をしっかり混ぜ合わせる。

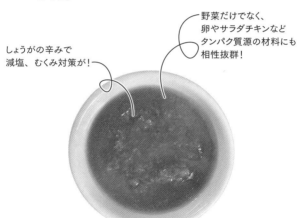

野菜だけでなく、
卵やサラダチキンなど
タンパク質源の材料にも
相性抜群！

しょうがの辛みで
減塩、むくみ対策が！

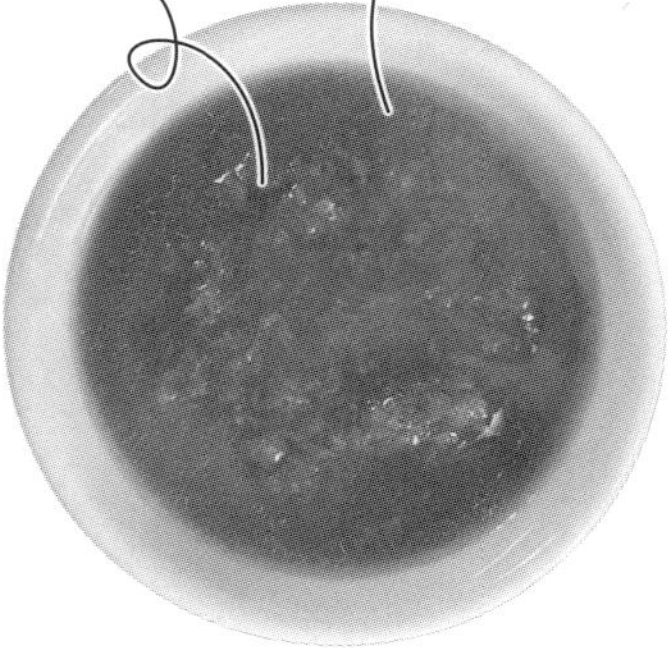

やせ
レシピ
②

豚肉と豆腐のボリュームしょうが焼き

材料（4人前）

豚ロース薄切り …… 100 グラム
絹ごし豆腐1丁 …… 300 グラム
しょうがオイル …… 大さじ1
エクストラバージンオリーブオイル …… 小さじ1
しょうゆ …… 大さじ3
みりん …… 大さじ1＋ 1/2
塩 …… 小さじ 1/2
水溶き片栗粉 …… 適量

つくり方

① 豚肉は4等分に、豆腐は8等分に切る。
② 深めのフライパンに、しょうがオイル、オリーブ油を入れて中火で温め、豚肉に塩で下味をつけて完全に火を通す。
③ しょうゆ、みりんを加えて豚肉にからめ、豆腐を加えて軽く崩しながら全体を混ぜる。
④ うすく豆腐が色づき始めたら、水溶き片栗粉でとろみをつける。

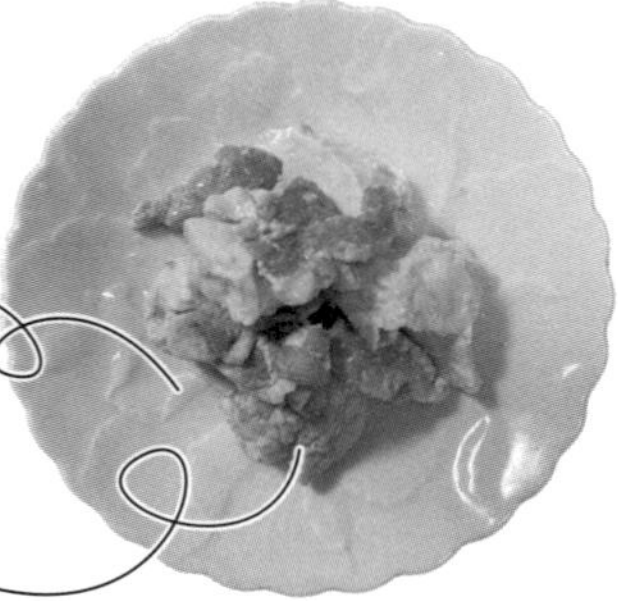

豆腐を使って
「低カロリー、低糖質、
低脂肪」のボリューム
満点メニューを実現！

豚肉のしょうが焼き
より約1/3の
低カロリー、低脂肪！

やせレシピ③

大根と鶏肉のスープ煮

材料（4人前）

鶏もも肉 ……………………………………………… 1枚
大根ハーフカット ………………………… 1 個（約400グラム）
しょうがオイル ………………………………………… 大さじ1
（なければ油＋しょうがのみじん切り）
塩 ………………………………………………………… 小さじ1

つくり方

① 鶏もも肉は2cm 大にカット。
② 大根は1cm 幅の短冊切りにする。
③ 鍋に中火でしょうがオイルを入れ、温まったら鶏もも肉を入れて、表面が白くなるまで炒める。
④ 大根を加えて、しょうがオイルが全体にからむように炒める。
⑤ 鍋にひたひたになるまで水を入れて、中火で10分煮る。
⑥ 仕上げに塩を半量入れて、味をみて加減する。

具をメインに食べるスープ！

大根は水分量が多く、
ダイエットにおすすめ！

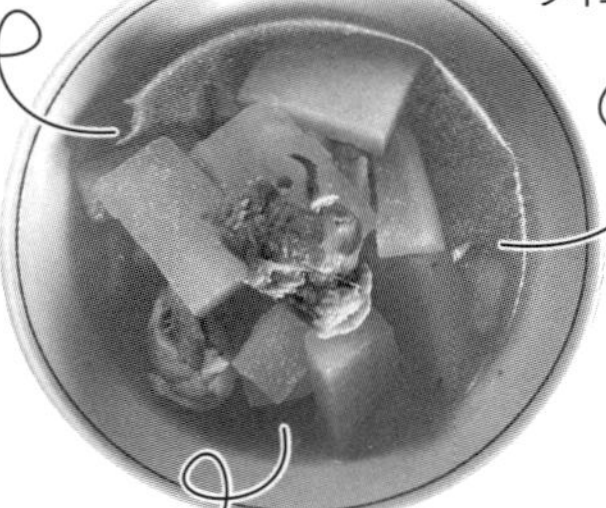

スープは塩味が
濃いめのほうが、
具にからんでおいしい！

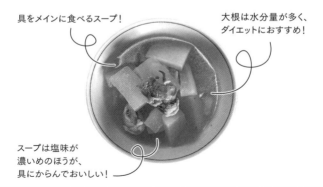

やせレシピ④

なすのしょうが炒め

材料（4人前）

なす ………………………………………………… 4本
しょうがオイル ……………………………… 大さじ2
（おろししょうがに油を足してもOK）
しょうゆ ………………………………………… 大さじ2
油 ……………………………………………… 大さじ1〜2

つくり方

① なすのヘタを落としてたて半分にし、さらに寝かせて斜め薄切りにする。
② フライパンにしょうがオイル、油を入れてなすがくたっとなるまで炒める。
③ 仕上げにしょうゆを回しかける。

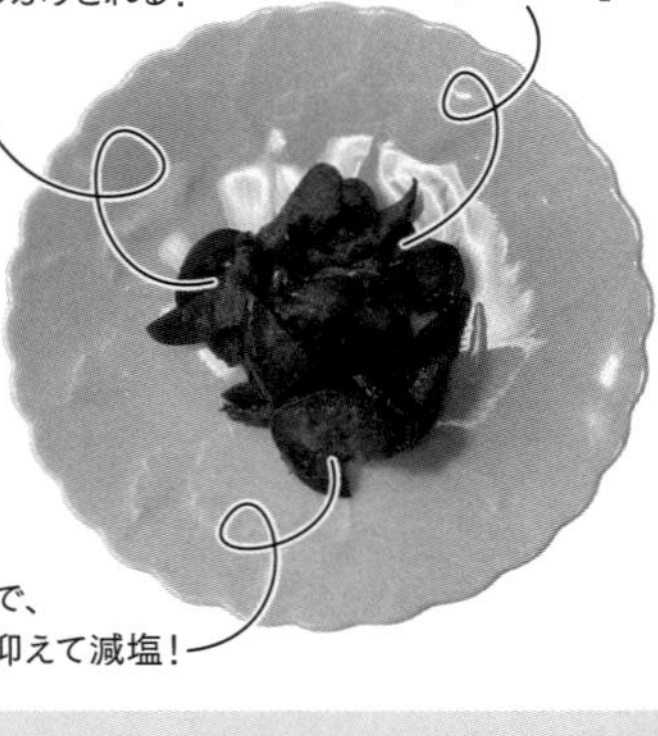

炒めるとカサが減るので、
食物繊維をたっぷりとれる！

皮をむかずに、油と一緒に
食べるとがん抑制効果のある
「ナスニン」の吸収率がアップ！

しょうがの辛みで、
しょうゆの量を抑えて減塩！

2章

ガッツリ食べても、楽しくやせる！すごい方法

01

「カツオニンニクマヨ」で体が勝手に引き締まる！

ボディラインをスッキリさせる秘訣は、タンパク質をしっかり食べること。タンパク質をしっかり食べて筋肉を増やせば、体が勝手に引き締まり、ムダな脂肪とサヨナラできます。

40歳を過ぎてからでも、理想のボディメイクはできます。これまで、リバウンドをくり返してきた人も、大丈夫。おすすめの方法があるのです。

騙されたと思って、**カツオを「ニンニクマヨネーズ」で**食べてみませんか？ マヨネーズとついたメニューがおすすめなんて、ビックリされた方もいらっしゃるでしょう。

キリっとやせて、若くなるメニュー！

カツオのたたきニンニクマヨネーズ

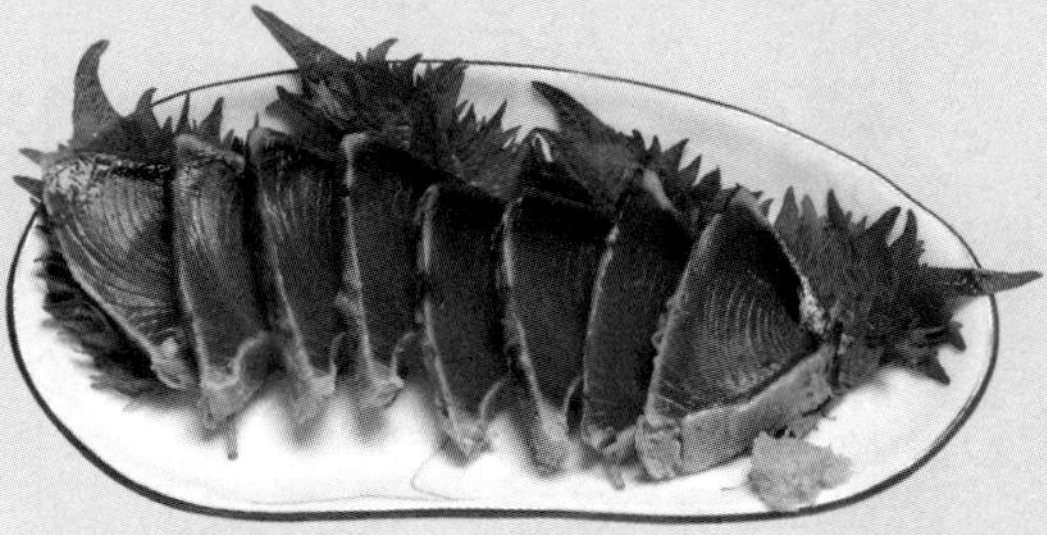

ニンニクマヨネーズソース

材料（2人前）

ニンニク（すりおろし・チューブOK）……………… 大さじ1
マヨネーズ ……………………………………… 大さじ2
しょうゆ ………………………………………… 小さじ1/2

つくり方

小皿にすりおろしニンニクとマヨネーズを入れ、しょうゆで味を調える。

カツオのたたきを、特製の「ニンニクマヨネーズ」につけて食べよう！

カツオの長所を最大限に引き出すソース！

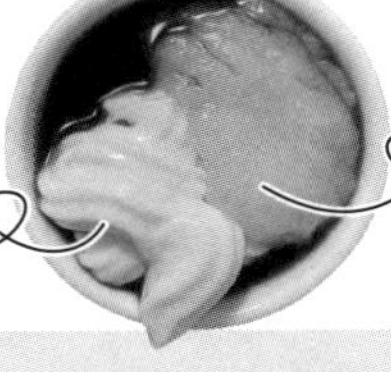

でも、カツオのたたきを、おろしニンニクとマヨネーズにしょうゆを合わせたソースでおいしくいただく――。これが**キリッとやせて、若くなる食べ方**なのです。

引き締まった体をつくるには、「やせる栄養」タンパク質が欠かせません。何度もお伝えしているように、タンパク質は食後のカロリーを体温として発散させる働きがあります。つまり、カツオには、**食べたカロリーを溜め込まずに、発散してしまう**というダイエット効果があるのです。

しかも、カツオはタンパク質の多い食品の中でも、ビタミンB_6が豊富。このビタミンB_6が、タンパク質を代謝する際の主役になります。メリハリのあるボディラインをつくるサポートをしてくれるのです。

そして、カツオの長所を最大限に引き出すのが「ニンニクマヨネーズ」。ニンニクにはニオイ成分「アリシン」が豊富で、血液中の脂肪を燃やしてくれます。

一方、マヨネーズは、「ダイエットの天敵」とされることが多いですが、じつは「**糖質がほぼゼロ**」。マヨネーズはビタミンEもたっぷりですから、血行をよくして、頭痛や冷え性、更年期障害を改善する効果があるのです。

女性の場合、「隠れ貧血（無自覚な鉄欠乏性貧血）」になっている人も少なくありません。それが原因で顔がくすみ、「老け顔」になってしまうという、ダブルパンチが起こりやすくなります。その点、カツオには鉄も豊富です。

鉄欠乏性貧血は自分では気づかないうちに進行していることがほとんど。疲れる、だるい、朝が起きにくい……といった症状を引き起こします。ボディラインを引き締めるための活動量も減ってしまうので、要注意なのです。

カツオには、意外に知られていないダイエット成分があります。それは、「ヨウ素」です。ヨウ素は体の代謝をアップして、やせやすい体づくりに貢献します。特に、脂肪の燃焼をサポートするので、**体をスリムにして若返らせる**効果が抜群です。

02

太らない揚げ物は「とんかつ」がおすすめ！

スーパーのお惣菜コーナーで人気なのが「揚げ物」。

じつは揚げ物も、上手に選べば、「やせる食べ物」に早変わりします。

揚げ物の中で、比較的ヘルシーな印象があるのは、青魚を使った「あじフライ」でしょう。でも、この**あじフライ、じつは「油の塊」**と言ってもいいほど、太りやすい食べ物なのです。

本来、生魚のあじは、糖質を燃やすビタミンB_1、カロリーを発散するタンパク質などの「やせる栄養」が豊富です。また、血液をサラサラにして、血中の中性脂肪を下げるＥＰＡ（エイコサペンタエン酸）やＤＨＡ（ドコサヘキサエ

カツ、フライは「吸油率」に注意！

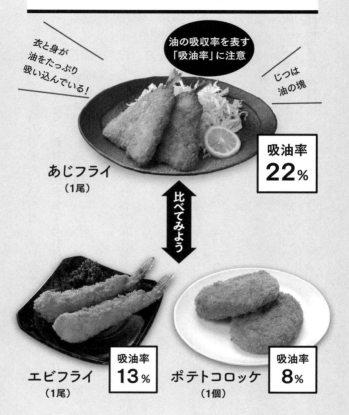

衣と身が
油をたっぷり
吸い込んでいる！

油の吸収率を表す
「吸油率」に注意

じつは
油の塊

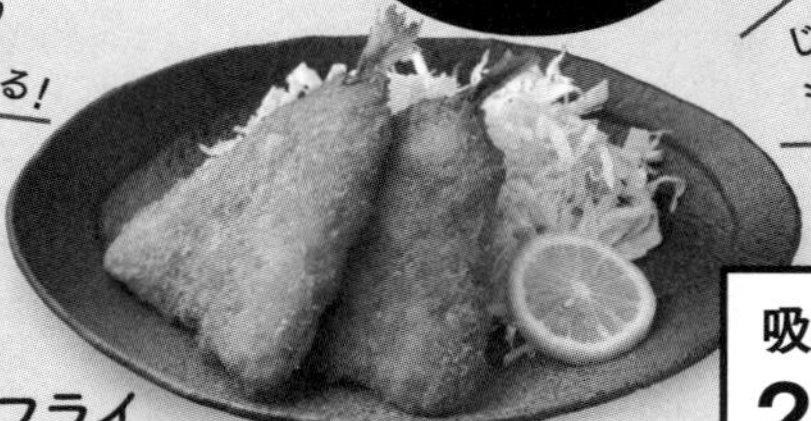

あじフライ
（1尾）

吸油率
22%

比べてみよう

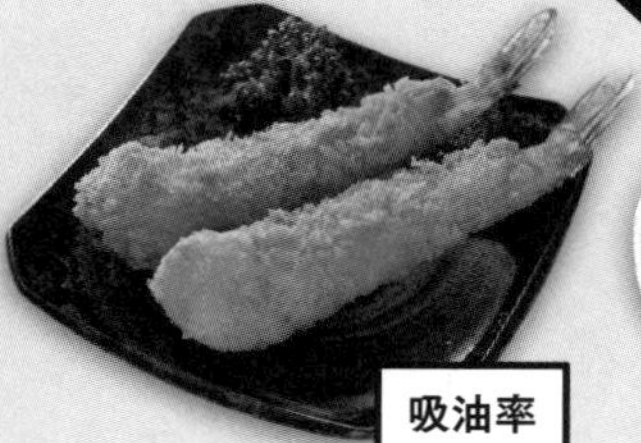

エビフライ
（1尾）

吸油率
13%

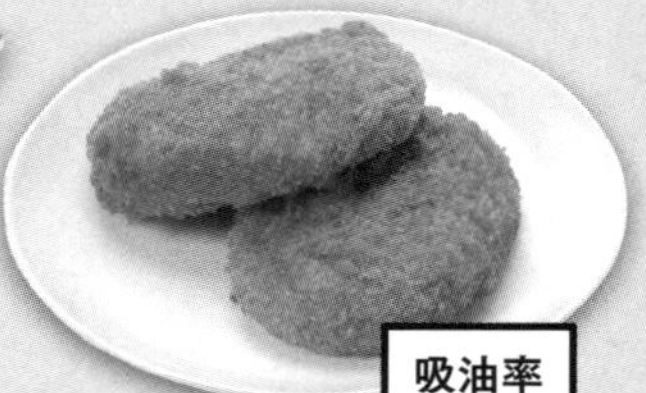

ポテトコロッケ
（1個）

吸油率
8%

ン酸）といった、青魚特有の栄養成分もたっぷり含まれています。

あじは、フライでなく、**刺身や焼き魚であれば積極的に食べたい**食材です。

では、なぜ、本来はやせる食べ物であるあじが、フライにすると太る食べ物に変わってしまうのでしょうか？

それは、EPAやDHAといった肝心の成分が揚げ油に逃げてしまい、代わりに、衣と身が揚げ油をたっぷり吸い込んでしまうからです。

油の吸収率を表す目安に「**吸油率**」があります。

あじフライの吸油率は22%です。ちなみに、エビフライ1尾の吸油率は13%、ポテトコロッケ1個の吸油率は8%です。これらの食べ物と比較をしてみると、あじフライが、いかに吸油率の高い食品か、おわかりいただけるでしょう。

◇青魚は「フライ」より「刺身・焼き魚」がいい！

揚げ物を食べるなら、あじフライより「とんかつ」をおすすめします。

「とんかつ」がおすすめの理由とは？

「やせる栄養」が豊富

糖質を燃やす
ビタミンB_1
×
カロリーを発散する
タンパク質

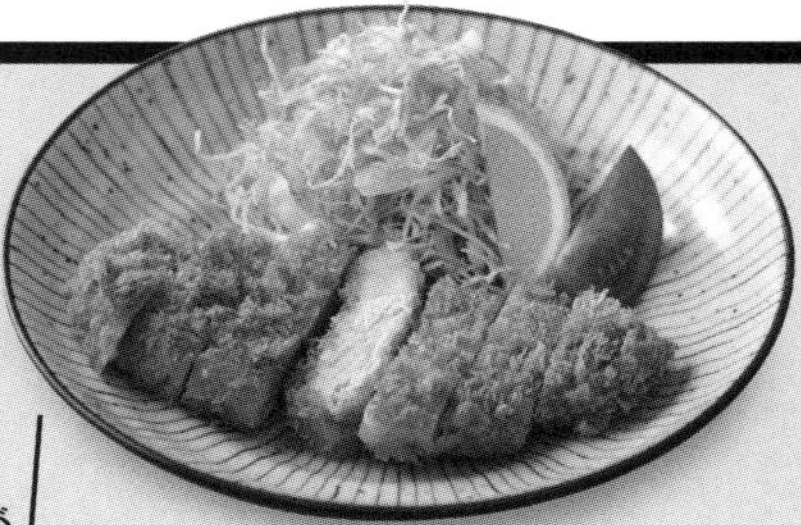

とんかつ

すべて
とんかつが
優秀！

あじフライとの３大比較！

	カロリー	ビタミン B_1	吸油率
とんかつ（1枚 100g）	429kcal	0.75mg	14%
	97kcal差！	約3.3倍差！	8%差！
あじフライ（2尾）	526kcal	0.23mg	22%

とんかつの豚肉には、あじと同様、タンパク質やビタミンB群などやせる栄養が豊富。ただ、フライにすると、とんかつとあじでは大きな差が出るのです。カロリーを比べると、あじフライは1人前につき2尾程度なので、560キロカロリー。とんかつは、1枚約100グラムで429キロカロリー。**意外にも、とんかつのほうがカロリーが低い**のです。

糖質を燃やすビタミンB_1の量は、あじフライ0・23ミリグラムに対し、とんかつ0・75ミリグラムと、とんかつのほうが3・5倍近く多いです。

吸油率に関しては、**あじフライ22%、とんかつ14%**と、やはりとんかつのほうが優秀なのです。魚より肉の揚げ物のほうが太りそうなイメージがありますが、揚げ物にすることによって、真逆の結果になることもあるのです。

ちなみに、あじと同様、いわしやさばなどの青魚にはEPAとDHAが豊富です。しかし、揚げ物にすると、油に溶け出してしまいます。

青魚は、揚げ物ではなく、「刺身や焼き魚で食べる」のが太らないコツです。

03

ハンバーグ・カレーは「×」豚テキ・シチューは「〇」

ハンバーグやカレーは、どの家庭でも人気のメニュー。つくるのも簡単なうえに、テイクアウトやレトルトで手軽に食べられるのも人気の秘密です。

でも、残念ながら、本書では、この2つはおすすめしません。なぜなら、ハンバーグとカレーは、**どちらも「太りやすいメニュー」**だからです。

ハンバーグには、ひき肉がたっぷり入っています。

じつはひき肉は、店頭では使い道のない、脂肪の多い肉でつくられているのです。見た目以上に、脂肪とコレステロールがたっぷり含まれています。

ハンバーグは、知らないうちに「見えない脂肪」をたくさん取り込んでしまう食べ物だったのです。

ハンバーグを食べるなら、むしろ**「豚肉のステーキ」がおすすめ**です。

豚肉のステーキは、豚のロース肉を使っているため、脂肪が少なく、「やせる栄養」であるビタミンB群が豊富です。豚肉のステーキを食べれば、脂肪量を抑えながら、やせる栄養をたっぷりとることができるのです。

豚肉のステーキを食べるときの目安は、一度に100～150グラム程度が目安。**週2～3回食べる**と、「やせ体質」になります。

◇カレーは「ごはんの食べすぎ」に気をつけよう

カレーは、「日本人の国民食」と言われるほど、親しまれている食べ物ですが、やはり注意が必要です。

カレーには、肉や野菜がたっぷり入っているため、「やせる栄養」が豊富なように思えますよね。しかし、意外な落とし穴があるのです。

太らない「肉料理」はこれ！

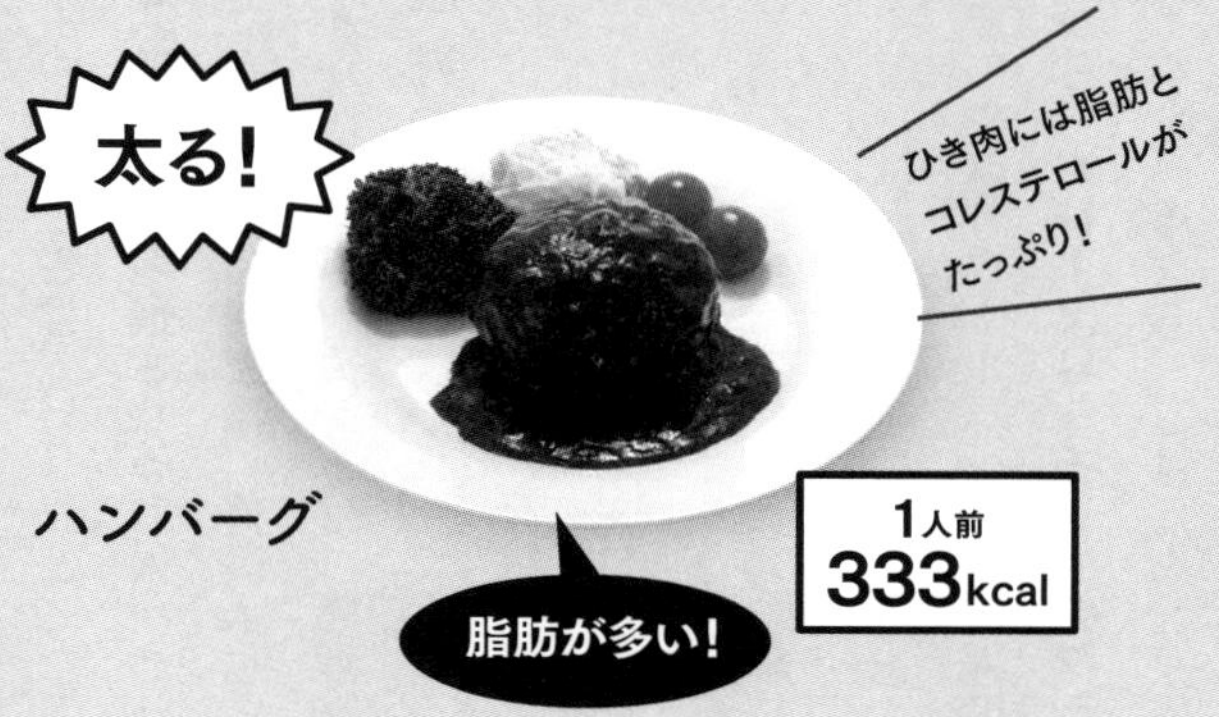
太る！
ひき肉には脂肪とコレステロールがたっぷり！
ハンバーグ
1人前
333kcal
脂肪が多い！

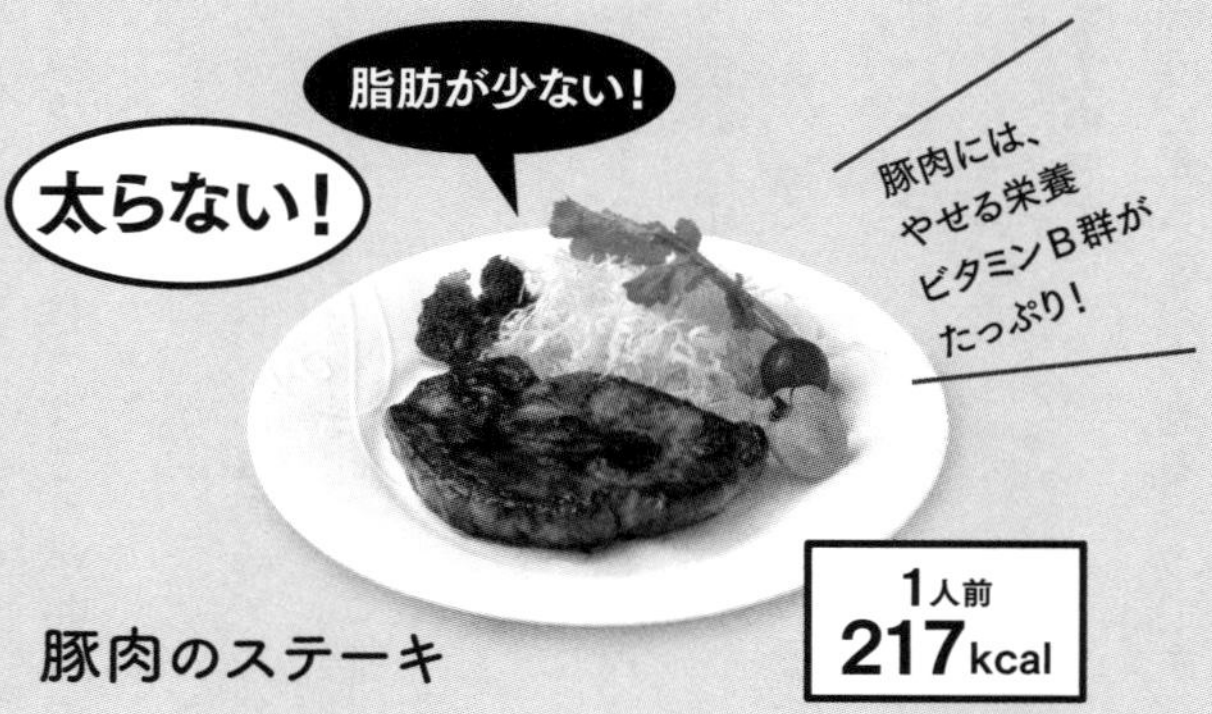
脂肪が少ない！
太らない！
豚肉には、やせる栄養ビタミンB群がたっぷり！
豚肉のステーキ
1人前
217kcal

カレーのおいしさは、ピリッとしたスパイスが決め手。じつはこれが曲者で、**スパイスは食欲を増進させる**効果があるのです。

あなたもカレーのときは、普段よりたくさんのごはんを食べられるのではありませんか。つまり、カレーは、無意識のうちに食べすぎを引き起こす「隠れデブ食」だったのです。

試しに、カレーと似たような料理の「シチュー」と比較してみましょう。

シチューの場合、ごはんの量は、たいていお茶碗1杯（150グラム）程度、あるいは、ロールパンなら1～2個程度でおさまるはずです。

一方、カレーの場合、お茶碗2杯分程度のごはんをぺろりと食べられてしまうのです。ごはんの代わりに、主食をナンにしたとしても、ナンはサイズが大きいので、やはりロールパンの2倍程度は食べてしまいます。

ですから、**カレーよりシチューのほうがおすすめ**です。

カレーを食べるなら、ごはんをお茶碗1杯程度にするのがやせるコツです。

「カレーよりシチューが太らない」── なぜ?

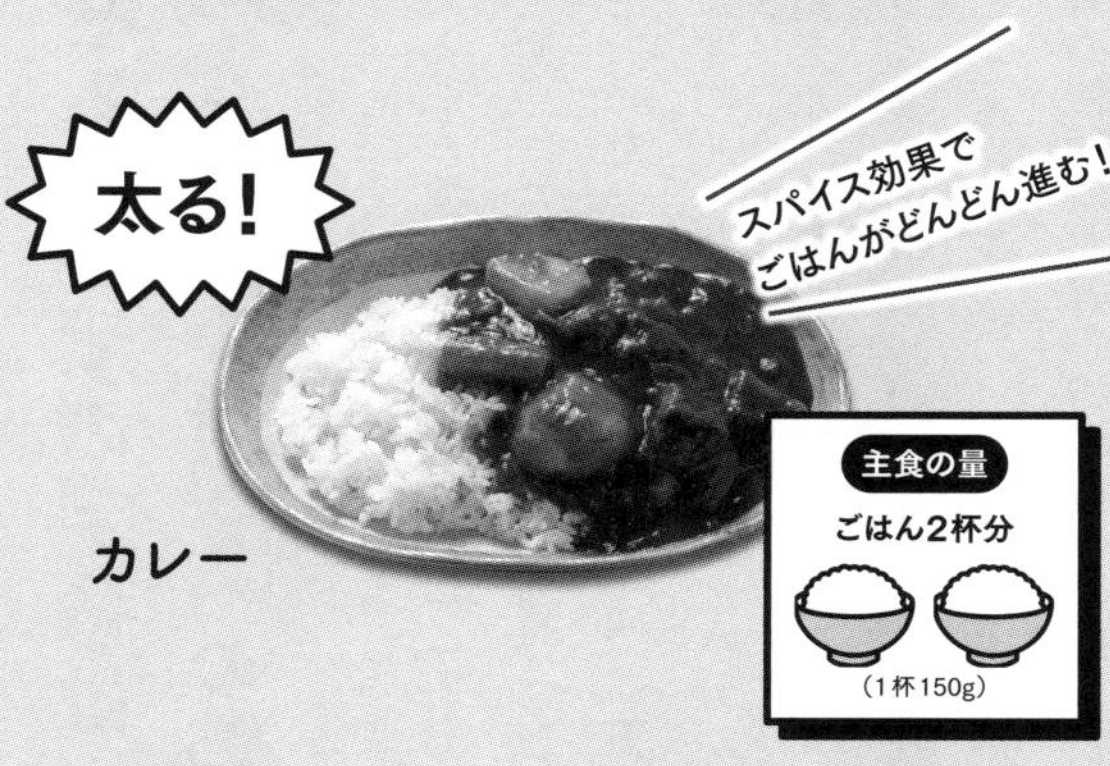
太る!
スパイス効果で
ごはんがどんどん進む!
カレー
主食の量
ごはん2杯分
(1杯150g)

主食(ごはん、パン)の量で差がつく!

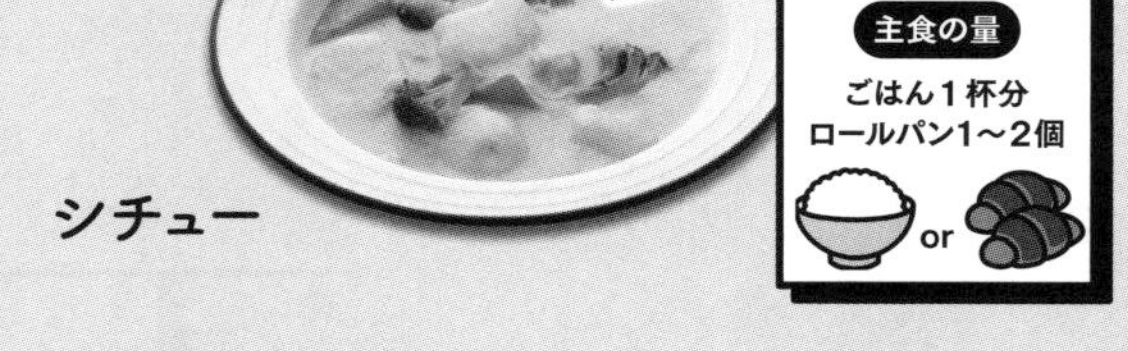
太らない!
肉と野菜がたっぷりで
「やせる栄養」が豊富!
シチュー
主食の量
ごはん1杯分
ロールパン1〜2個
or

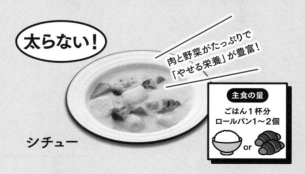

04
やせるおかずの定番は「肉と野菜1対2」の野菜炒め

「やせるおかず」の定番と言えば「野菜炒め」です。

肉と野菜がたっぷり入った野菜炒めは、タンパク質や、食物繊維、ビタミンB群といった「やせる栄養」の宝庫。**「万能のおかず」**と言ってもいいでしょう。

野菜は約90%が水分。炒めると水分が飛ぶため、カサが減って、生の状態よりも量をたっぷり食べやすくなるのです。

やせる食べ方のコツは、**「肉1対野菜2の割合にする」**こと。この配分で入れると、「やせる栄養」のバランスが理想的な割合になるからです。

野菜の種類はお好みで構いません。日頃、炒め物に使わないような、レタス

おかずに困ったら「やせる野菜炒め」！

具は「肉1対野菜2」の割合で！

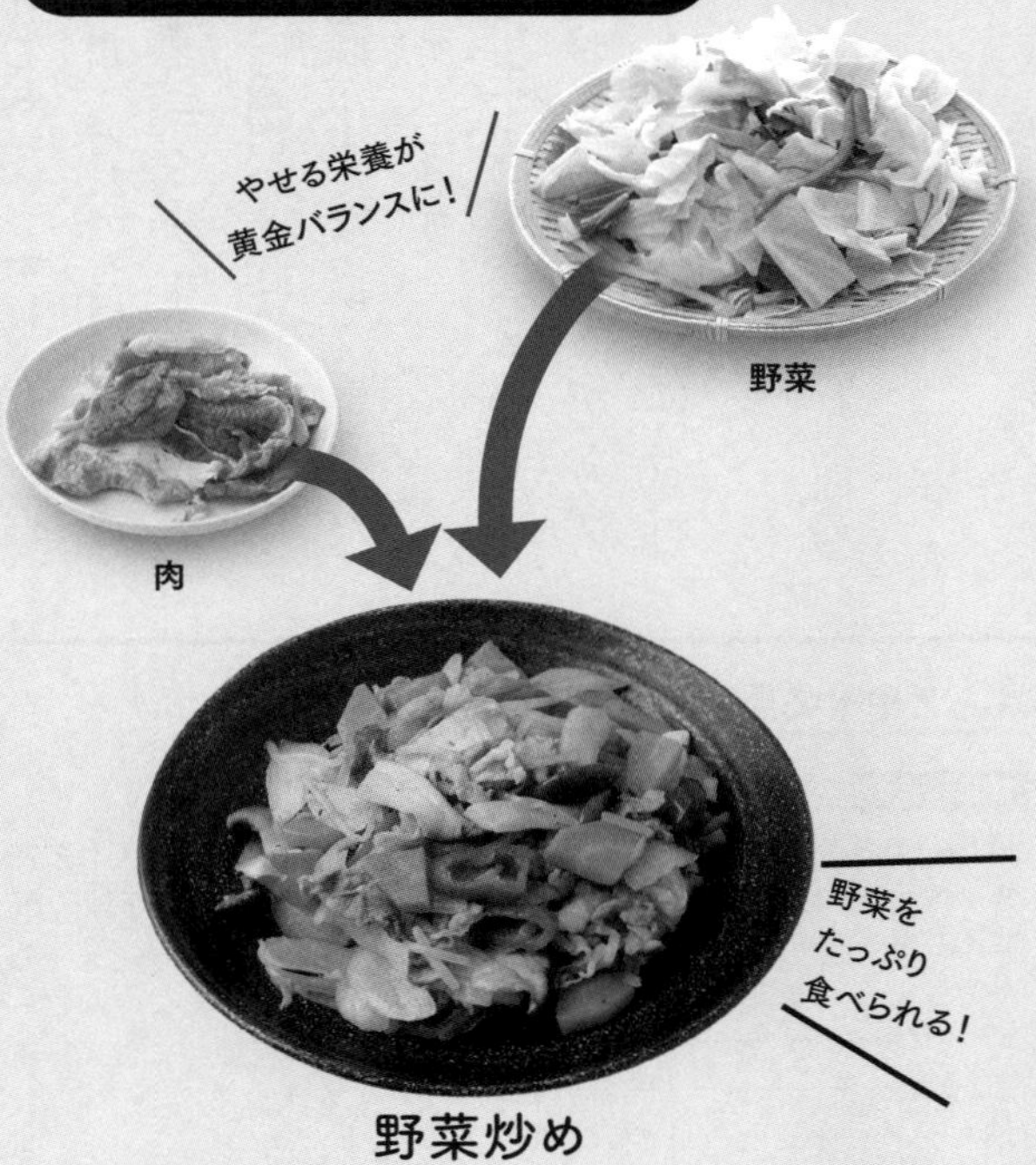
やせる栄養が
黄金バランスに！
野菜
肉
野菜を
たっぷり
食べられる！
野菜炒め

やセロリを入れてもいいですね。

肉も牛・豚・鶏、どれでも構いません。牛肉のときは「ニンニク」、豚肉のときは「しょうが」、鶏肉のときは「白ネギ」を加えると、風味がよくなって、野菜をたくさん食べやすくなります。

味つけは、「粉末中華だし」や「オイスターソース」がおすすめ。うま味がアップして、**いくらでも食べられる一品**に早変わりします。

おかずに困ったら野菜炒め。これで間違いありません。

もっとやせる野菜炒め（肉1 対 野菜2）

材料（4人前）

豚肉（もも、またはロース）	160～180g
キャベツ	大2枚
にんじん	1/4本
もやし	1/2袋
ピーマン	2個
しょうが	1片
油	大さじ1半
塩	小さじ1/3～1/2
粉末だし	小さじ1/3

つくり方（4人前）

① フライパンに油を入れて熱し、しょうが、豚肉を炒める。火が通ったらにんじんをしんなりさせ、キャベツ、ピーマンを軽く炒めて塩、粉末だしを入れる。
②全体に油がまわったら、もやしを入れて、1分くらいで味を調えれば完成！

パスタソース「高カロリーのミートソース」が意外にやせる

レトルト食品は「カロリーが少ない」ものより、**「具だくさん」を選ぶ**のが「おいしく食べて勝手にやせる！」鉄則です。

カロリーが少ないものを選ぶと、逆に太りやすくなってしまうので、やめましょう。カロリーよりも、**「やせる栄養」がしっかり入っているかどうか**が重要なのです。

たとえば、レトルト食品で人気なのがパスタソース。カロリーが少ないパスタソースには、「ペペロンチーノ」があります。これは、ニンニクと唐辛子のシンプルな内容だけに、カロリーは126キロカロリーと低めです。

これに対し、具だくさんでカロリーが多めなパスタソースと言えば、「ミートソース」です。カロリーは228キロカロリーあります。

しかし、この2つを比べたとき、**やせるのはミートソース**なのです。

ペペロンチーノは、カロリーが低くても、「やせる栄養」がほとんど入っていません。ミートソースには、具の中に糖分や脂肪を燃焼させるビタミンB群などの「やせる栄養」がしっかり入っています。

だから、カロリーの多いミートソースのほうが、やせるのです。

とくに、レトルト食品は麺やごはんといった「糖質の塊」と一緒に食べるもの。「やせる栄養」が入っていなければ、麺やごはんはそのまま余計な脂肪として体に吸収されてしまいます。

パスタソース、カレー、丼の具……レトルト食品を選ぶときの基準は「具だくさん」――これが決め手です。

「やせるパスタソース」はどっち?

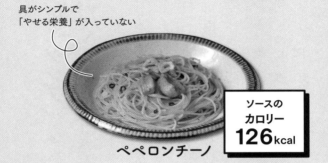

具がシンプルで
「やせる栄養」が入っていない

ソースの
カロリー
126kcal

ペペロンチーノ

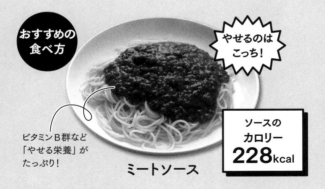

おすすめの
食べ方

やせるのは
こっち!

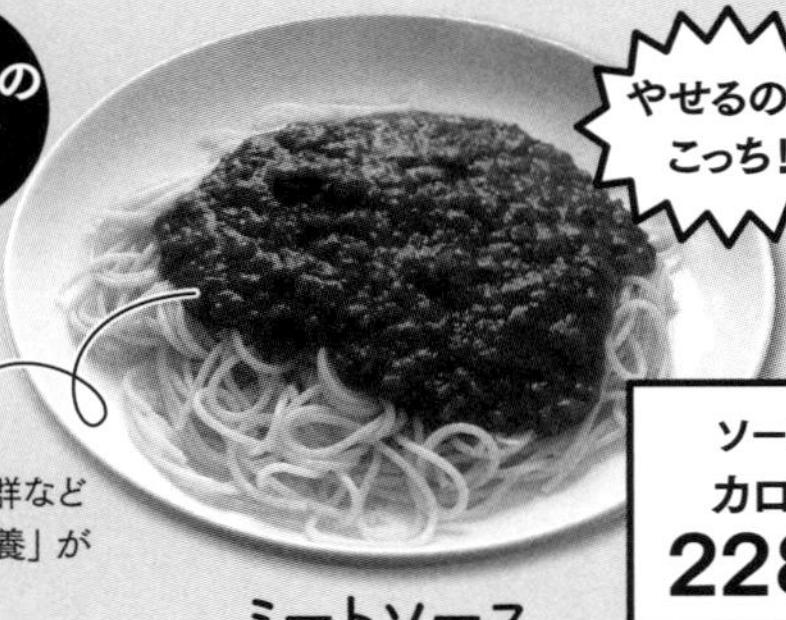

ビタミンB群など
「やせる栄養」が
たっぷり!

ソースの
カロリー
228kcal

ミートソース

「カロリーが低ければやせる」わけではない!

06

ピザは「シンプルなもの」より「具だくさん」を選ぶ

宅配ピザを食べても、太らないコツが2つあります。

チーズがたっぷりとかかっていて、ふっくらしたピザ生地を食べていれば、それだけでいかにも太りそうです。

ただ、宅配ピザは、どのピザを食べるか**「ピザの選び方」を工夫**すれば、太るのを防ぐことも可能なのです。

①まず、トッピングが多いピザを選びます。

肉やシーフード、野菜といったトッピングには「やせる栄養」のタンパク質

「太らないピザの選び方」

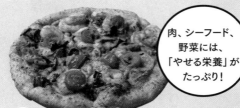

宅配 **PIZZA MENU**

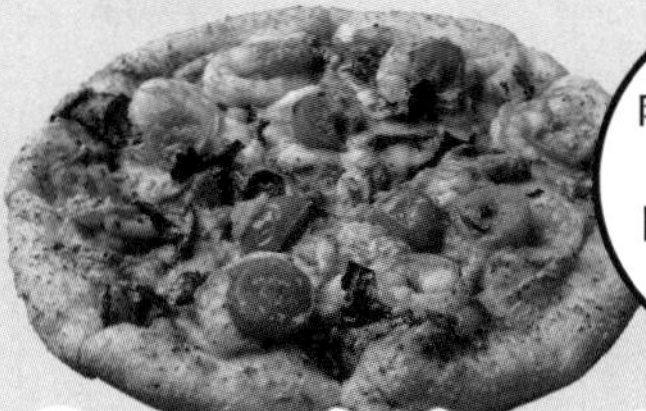
肉、シーフード、
野菜には、
「やせる栄養」が
たっぷり！

①トッピングが多いピザ

おすすめ2品

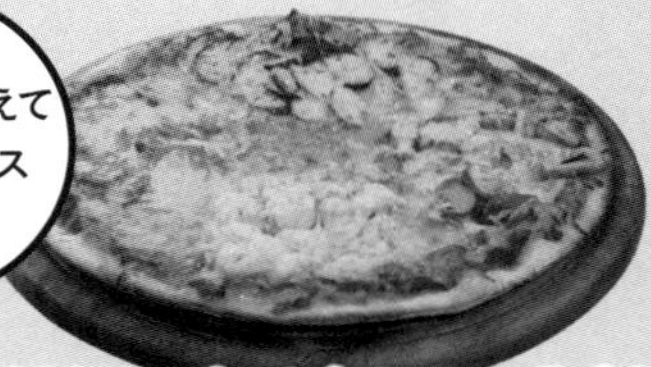
食品数が増えて
栄養バランス
がいい！

②４種類の味が楽しめる分割ピザ

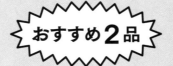

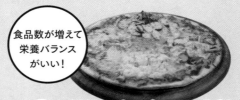

やビタミンB群がたくさん入っているからです。

トッピングのポテトは糖質オーバーで太りやすくなるので避けましょう。生地は、パン生地でもクリスピータイプのどちらでも構いません。ただし、ベースになるソースは**脂肪分が少ないトマトソース**に限ります。カレーソース、マヨネーズソースは、脂肪オーバーになるのでやめておきましょう。

②1枚で4種類の味が楽しめる分割ピザを選びます。

これは、味が単一のものより、味の種類が違うものを食べることで、食べる食品数が自然と増えて、**栄養のバランスがとりやすくなる**からです。

ただし分割ピザでも、照り焼きソース、マヨネーズソースを使っているピザは要注意。チーズとの重ね合わせで、脂肪のとりすぎになります。

できれば避けるに越したことはありません。

07

「モロヘイヤ納豆」でムダな脂肪がどんどん燃える！

納豆は、「やせ体質」になるのにぴったりな食品。というのは、納豆には**脂肪をスムーズに分解するビタミンB_2が豊富**だからです。

納豆は、大豆に納豆菌を加えた発酵食品。じつは、この納豆菌がビタミンB_2を増やしているのです。

もちろんビタミンB_2が多い食品はほかにもあります。たとえば、レバー類、牛乳、ヨーグルト、卵などほとんどが動物性食品などです。これら動物性食品は、ビタミンB_2のほかに、脂肪やコレステロールも含んでいます。

ところが、納豆は植物性食品であるため、脂肪が少ないというメリットがあるのです。

食べてやせるためには、ドンドン脂肪を燃やす体にしなければなりません。余分な脂肪を取り込まずに、脂肪をスムーズに分解するビタミンB_2を補給するには、納豆がうってつけなのです。

また、納豆のネバネバ成分中の酵素であるナットウキナーゼは、納豆にしか含まれない成分。ナットウキナーゼはビタミンB_2を増やす働きだけでなく、血栓（血液の詰まり）を溶かす働きもあるのです。

しかも、納豆には**善玉菌を直接腸に届ける**働きがあります。同時に、善玉菌を増やす水溶性食物繊維も多いため、腸内環境を活性化して、通称「やせ菌」を増やす働きもするのです。やせ菌は、天然のやせ成分と言われる「短鎖脂肪酸」をつくります。

短鎖脂肪酸には、主に3つの役割があります。

1、食欲を抑え、代謝を高める。
2、余計な脂肪の取り込みを抑える。
3、体温を上げることでカロリー（エネルギー）をどんどん使って、食事でとったカロリーを消費してくれる。

納豆にはもう1つ大きなメリットがあります。それは、パントテン酸をたくさん含んでいることです。

パントテン酸は抗ストレスホルモンの材料になります。ストレスへの抵抗力をつけるために欠かせない栄養素なのです。

ストレスを多く受けると、無意識のうちに食べる量が増えがちです。ストレスに対抗できる納豆は、ストレスが原因のムダな食欲を消す効果があるのです。

さて、納豆を食べるだけでもやせ効果は高いのですが、その**やせ効果を最大限にパワーアップさせるのが「モロヘイヤ」**。納豆とモロヘイヤを組み合わせて食べることで、やせ菌が大好きな食物繊維を大量に追加できます。

とくに、モロヘイヤに豊富な水溶性食物繊維は、やせ菌を増やす効果が絶大。納豆に含まれる水溶性食物繊維との相乗効果で、短鎖脂肪酸をたくさんつくることができるのです。

また、モロヘイヤはビタミンEも豊富。ビタミンEは「**若返りのビタミン**」と呼ばれ、老化にブレーキをかけてくれます。

パントテン酸とビタミンEを多めにとれば、ストレス対抗能力が大幅にアップして、ストレスが原因の「やけ食い」「やけ酒」を防ぐことができます。

ダイエットに邪魔な食欲がわかないようにしてくれるのです。

ほかにも納豆のぬるぬるとモロヘイヤのネバネバにはコンドロイチン硫酸が豊富に含まれています。コンドロイチン硫酸には、髪の水分をキープする効果があります。**〝うるつや〟の美髪にも役立つすごい組み合わせ**なのです。

納豆のやせ効果を最大に高める!

モロヘイヤ納豆

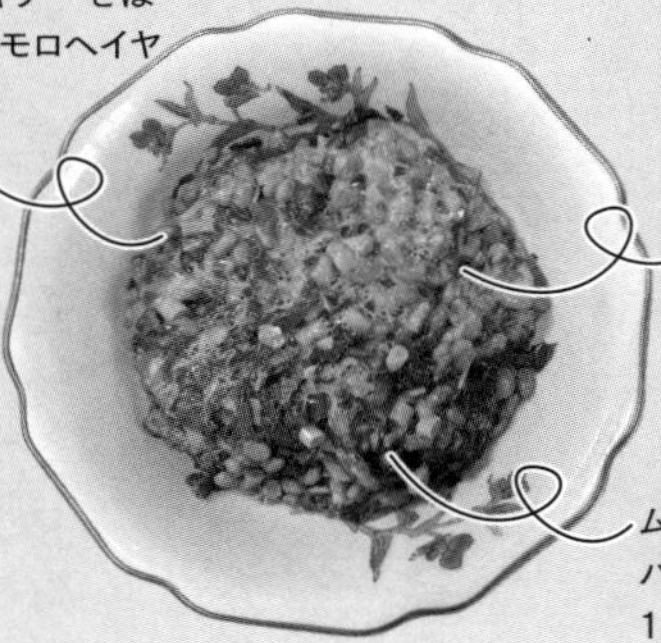
納豆のナットウキナーゼは
熱に弱いので、モロヘイヤ
は必ず冷ます。
脂肪を燃やす
ビタミンB_2が
0.28mg!
ムダな食欲を消す
パントテン酸が
1.80mg!

モロヘイヤ納豆

材料(4人前)

納豆 …… 3連パック1個
モロヘイヤ …… 1袋
しょうゆ …… 大さじ3
ねりからし(チューブでOK) …… 大さじ2/3

つくり方

① モロヘイヤは1cm幅に細かく切ってゆでる。
流水をかけて冷まし、水気を絞る。
② ねりからしは、しょうゆに混ぜてしっかりと溶け込ませる。
③ 納豆、モロヘイヤ、辛子しょうゆをあわせて、全体に泡立つぐらいかき混ぜる。

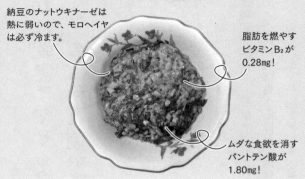

08

食べれば確実にやせる食材「きのこ」の上手な使い方

食べ方をちょっと工夫するだけで、ムダな摂取カロリーを抑えて、消費カロリーを高めることができます。だから、筋トレも運動も必要ありません。

ここでは、おいしく食べてやせる**究極のダイエット食**を紹介します。

低カロリー食材の定番・きのこを使った「きのこのニンニクしょうゆ炒め」と「きのこと鶏肉の甘辛煮」です。

きのこは種類を問わず、超低カロリー。食物繊維が豊富でお通じがよくなるので、きのこを**食べれば食べるほど、お腹が凹んでいきます**。

それに、きのこには、筋肉を維持する働きのあるビタミンDも豊富。このメニューを食べるだけで、筋肉の衰えを防ぐ効果を得ることができるのです。

きのこは種類によって、食物繊維以外の「やせる栄養」の内容が異なるため、1種類だけにせず、**いろいろ組み合わせて食べる**のがコツ。

たとえば、しいたけは、エリタデニンが豊富でLDL（悪玉）コレステロールを下げてくれます。まいたけは、ベータグルカンが豊富で、腸内の善玉菌を増やします。しめじは、ビタミンB_1とB_2が豊富で、糖質や脂肪の分解燃焼を促します。エリンギは、オリゴ糖が豊富で、腸内環境をよくして「やせ菌」を増やします。えのきたけは、キノコキトサンが一番多く、体内の余分な脂肪を外に出し、食事で摂取した余分な脂肪の吸収を防いでくれます。

きのこは、タンパク質が豊富な鶏肉など肉類と一緒に食べることで、やせ効果を最大限に発揮します。

次のページで、きのこを使った2つのレシピを紹介します。どちらも簡単につくれますので、ぜひ、試してみてください！

きのこと鶏肉の甘辛煮

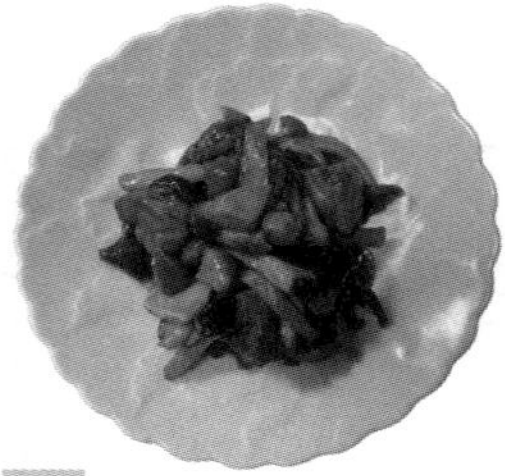

材料（4人前）

鶏もも肉 ………………………… 1 枚
しいたけ ……………………… 1パック
しめじ ………………………… 1パック
なめこ ………………………… 1パック
エリンギ ……………………… 1 パック
しょうがオイル ……………… 大さじ1
（なければ、千切りしょうが …… 10 グラム）
油 ……………………………… 小さじ2

煮汁

水 ……………………… 200 ml
みりん ………………… 100 ml
しょうゆ ………………… 50 ml
砂糖 …………………… 大さじ1

つくり方

① 鶏肉は 2 センチ角に切る。
② しいたけ、エリンギは食べやすい大きさにカット。なめこはざるに入れてサッと水洗い。しめじは小房にほぐす。
③ 深めのフライパンにしょうがオイルと油を入れ、しょうがが焦げないぐらいの強火で鶏肉を並べて焼き色をつける。
④ 焼き色がつけば返して、しいたけ、しめじ、エリンギをいれてしんなりさせる。
⑤ ④になめこと煮汁を加え、アルミホイルで落とし蓋をして中火で 10 分煮る。
フライパンのフタを使う場合は、10 分煮た後、フタを外して煮汁を煮詰める。
⑥煮汁がほとんどなくなったらできあがり。

きのこのニンニクしょうゆ炒め

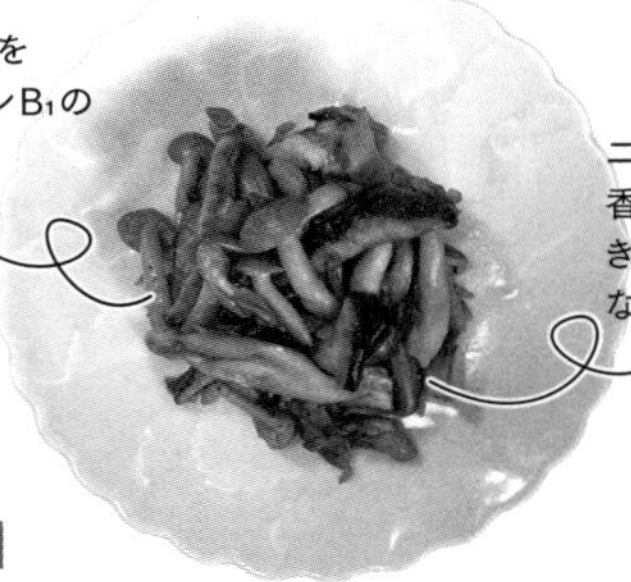
ニンニクが糖質を
分解するビタミンB_1の
効果を最大に！
ニンニクで
香りづけすると、
きのこが香ばしく
なっておいしさ満点！

材料（4人前）

しいたけ …… 1パック
まいたけ …… 1パック
しめじ …… 1株
ニンニク …… 3片
しょうゆ …… 小さじ2
油 …… 大さじ1

つくり方

① しいたけは軸を落としてカサを3等分に切る。まいたけ、しめじは小房に分ける。
② ニンニクはみじん切りにする。
③ フライパンに油を入れ、ニンニクを入れてから中火で火をつける。ニンニクの香りがでてきたら、きのこを炒める。
④ きのこに完全に火が通ったら、しょうゆを回しかける。

＊ニンニクを多めに入れたほうがおいしい！

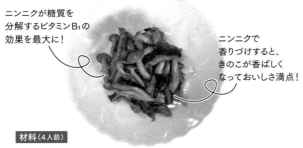

09

テイクアウトは「ベジタブルファースト」でやせる！

「ベジタブルファースト」、つまり「最初に野菜を食べる」――。

これがテイクアウトで「おいしく食べて勝手にやせる！」コツです。

テイクアウトのメニューは揚げ物、ごはん、麺が多いのが特徴。これらは「太る栄養」である脂肪と糖質の宝庫です。

しかも野菜がほとんどないので、そのまま食べていれば、太るのは当たり前！

では、どうするか？　簡単に解決する方法があるんです。

それは、**食事の前に「野菜ジュース」を飲む**こと。

ビタミン類、食物繊維が豊富な「野菜ジュース」を飲んで、「やせる栄養」

テイクアウト「食べても太らない」コツ

糖質、脂肪……
「太る栄養」がたっぷり！

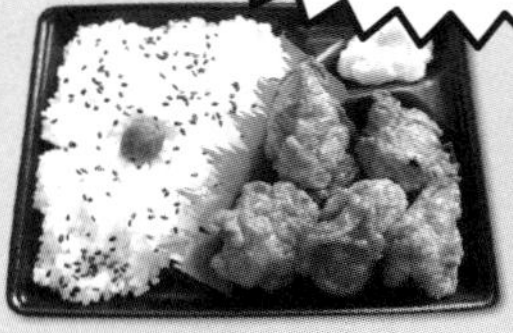

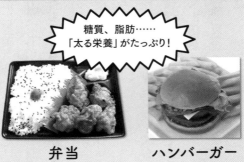

弁当

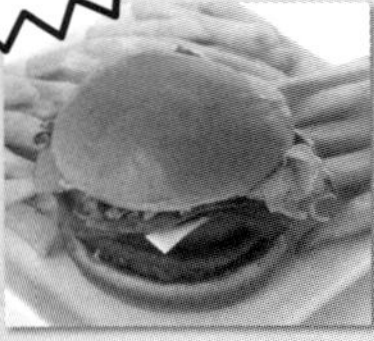

ハンバーガー

おすすめの飲み方

ベジタブルファースト
── 食事の前に「野菜ジュース」を飲む

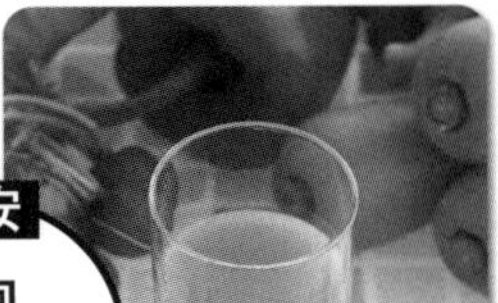

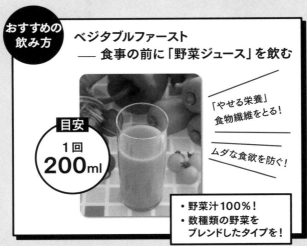

目安
1回
200ml

「やせる栄養」
食物繊維をとる！

ムダな食欲を防ぐ！

- 野菜汁100％！
- 数種類の野菜をブレンドしたタイプを！

をたっぷり補給するのです。

食前に野菜ジュースを飲むだけで「ベジタブルファースト」になります。

それに、食前に飲めば多少お腹がふくれるので、食後の満腹感も持続します。次の食事まで**ムダな食欲がわかなくなる**ので、ダイエット効果もさらにアップするのです。

野菜ジュースは野菜汁100%のものであれば、野菜不足を底上げするのに役立ちます。

トマトだけのトマトジュースもいいのですが、さらにおすすめなのは、**数多くの種類の野菜がブレンドしてあるタイプ**のジュースです。さまざまな野菜に備わった栄養を、一度にバランスよくとれるからです。

ただ、野菜ジュースは糖質が多いので、1回の食事で200ミリリットルを目安にしましょう。

10 休日のブランチは「フルーツグラノーラ」がおすすめ

休日はいつもより遅く起きて、朝昼兼用の食事をする。そんな人におすすめなのが「フルーツグラノーラ」です。

グラノーラは、カロリーや脂肪が少ないうえに、食物繊維やビタミンB群といった「やせる栄養」がたっぷり。牛乳をかけて食べるので、タンパク質もしっかりとれます。

オートミールに比べて、一緒に食べる牛乳やドライフルーツのやせ効果がプラスされる点がおすすめなのです。

腹持ちがいいうえに、腸の働きをよくし、便秘を改善する効果もあります。

下腹がポッコリ出ている人は、フルーツグラノーラを**2、3回食べるだけでも、お腹が凹んでいきます**。

グラノーラは、カリカリとした独特の食感が特徴。ほどよい固さが、噛む回数を自然と増やし、食べすぎを防ぎます。

また、ドライフルーツのほどよい甘さが、**脳をリラックスさせ、ムダな食欲を消してくれる**のです。

やせるコツは、フルーツグラノーラの袋に書いてある「**目安量を守る**」ことです。食べすぎてしまうと、糖質のとりすぎにつながるため、気をつけてください。

ボリューム不足でもの足りない人は、プレーンヨーグルトを100グラム追加するといいでしょう。満足感がアップするうえに、腸の働きがさらに改善するため、やせ効果が高まるのです。

「2、3回食べる」だけで、お腹が凹む！

フルーツグラノーラ

カリカリっとした
食感が
食べすぎを防ぐ

やせる栄養が
たっぷり！

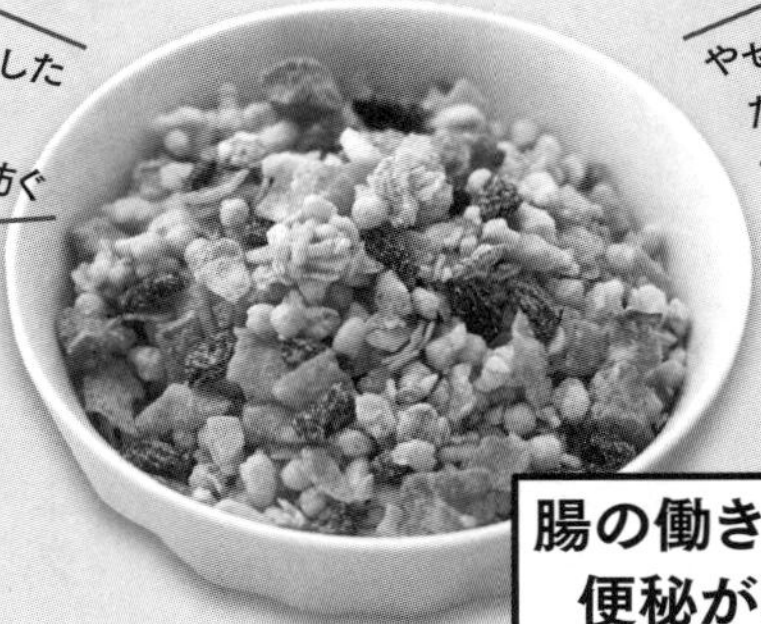

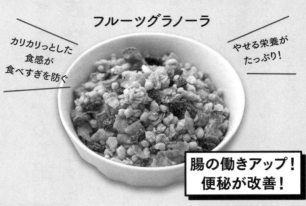

腸の働きアップ！
便秘が改善！

もの足りない人は

プレーンヨーグルトを加える！

満足感も
やせ効果も
アップ！

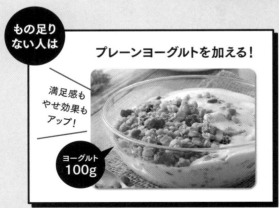

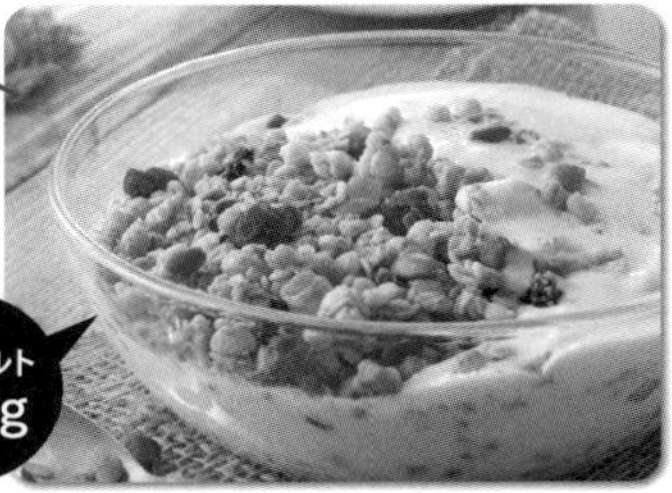

ヨーグルト
100g

11

やせる鍋「ちゃんこ鍋」で家族みんなでダイエット

寒い冬の定番と言えば、あつあつの「鍋物」です。

鍋物には、肉や魚のほかに、白菜やキャベツ、にんじん、白ネギ、春菊などの野菜、しいたけなどのきのこが定番。

鍋物にはいろいろな種類がありますが、野菜を煮ることが共通点です。野菜は煮るとカサが減るため、生の状態よりも**量をたくさん食べられる**メリットがあります。

野菜が嫌いな人でも、具に入っている肉や魚のだしが絡むことで、食べやすくなる点もいいですね。

ちゃんこには「やせる栄養」がたっぷり！

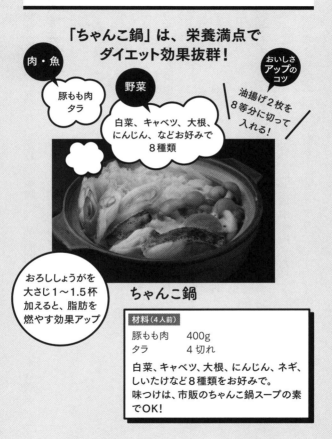

「ちゃんこ鍋」は、栄養満点でダイエット効果抜群！

肉・魚

豚もも肉
タラ

野菜

白菜、キャベツ、大根、にんじん、などお好みで8種類

おいしさアップのコツ

油揚げ2枚を8等分に切って入れる！

おろししょうがを大さじ1〜1.5杯加えると、脂肪を燃やす効果アップ

ちゃんこ鍋

材料（4人前）

豚もも肉	400g
タラ	4切れ

白菜、キャベツ、大根、にんじん、ネギ、しいたけなど8種類をお好みで。
味つけは、市販のちゃんこ鍋スープの素でOK！

肉や魚に加え、野菜たっぷりの鍋物は、低脂肪・低カロリーで栄養満点。**「食べるだけでやせていく」**おすすめ料理なのです。

鍋物の中でイチオシは、なんと言っても「ちゃんこ鍋」。私がおうちで一番よくつくる鍋がこれです。

ちゃんこ鍋は、低脂肪・低カロリーなうえに、タンパク質やビタミンB群、食物繊維などの「やせる栄養」がたっぷり入っていることが特長。

肉の多いすき焼きと比較すると、ちゃんこ鍋は1人前421キロカロリーに対して、すき焼きは1人前862キロカロリー。低脂肪・低カロリーなのに栄養満点、たっぷり食べてやせられる点が、おすすめの理由です。

◇「豚もも肉」と「タラ」がやせる理由

ちゃんこ鍋のメインの食材は、肉と鍋用の魚、たっぷりの野菜ときのこです。とくにおすすめなのが「豚もも肉」と「タラ」です。この2つはタンパク質が

やせる組み合わせは「豚もも肉」と「タラ」

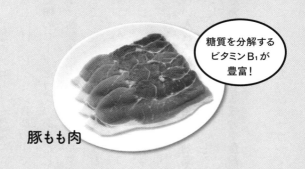

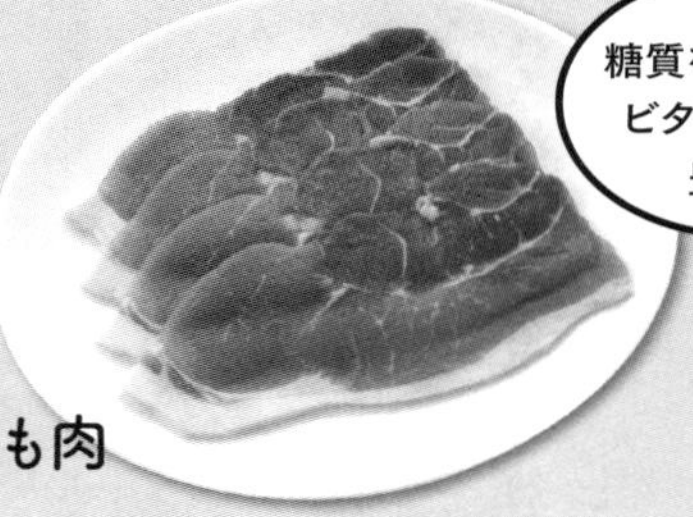
糖質を分解する
ビタミンB_1が
豊富！
豚もも肉

やせる
メイン食材

タンパク質が豊富で、食事のカロリーを発散！

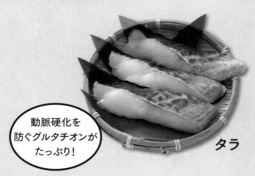

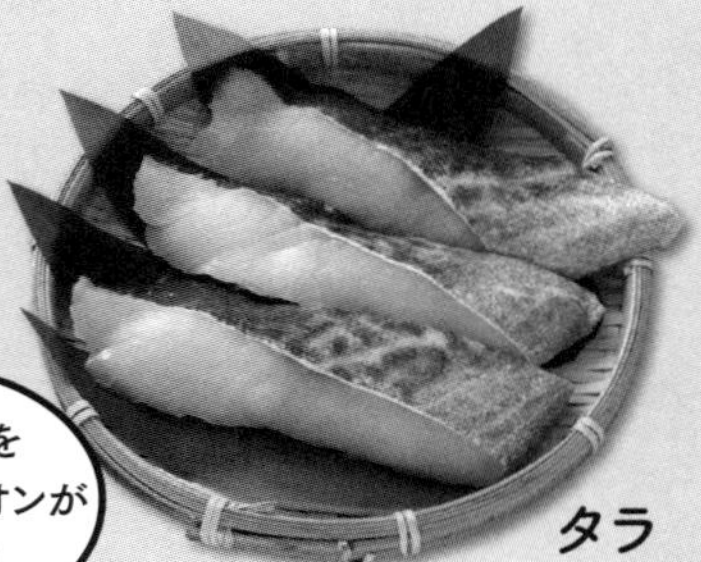
動脈硬化を
防ぐグルタチオンが
たっぷり！
タラ

豊富で、食事のカロリーを体温やエネルギーとして発散してくれます。

豚もも肉は、ビタミンB群の中でも、糖質を分解するビタミンB_1が豊富。豚肉は鍋物のスープにコクのあるだしを与えるので、おいしさがアップします。

タラは動脈硬化を予防するグルタチオンがたっぷりです。肝機能アップに役立つので、晩酌のお供にもピッタリの食材です。

野菜やきのこ類はお好みで構いません。

コツは、いろいろな種類の野菜やきのこを入れること。種類が多いほど、「やせる栄養」をバランスよくとれるからです。野菜ときのこをあわせて**8種類くらい入れると、ダイエット効果はバッチリ**です。

野菜は、白菜やキャベツ、大根、にんじん、ネギがおすすめです。どれも食べごたえがあり、やせる成分や食物繊維が豊富で、鍋物の具にピッタリの味です。

きのこは、しいたけがイチオシです。しいたけは、食物繊維が豊富なだけでなく、エリタデニンという特有の成分が、余分なコレステロールを減らす働きがあります。

味つけは、市販のちゃんこ鍋や寄せ鍋のスープの素で十分。鍋つゆを使うなら、しょうゆ味や鶏ガラ味がおすすめ。しょうがオイル（なければおろししょうが）を大さじ1〜1・5杯程度（4人分）加えると、脂肪を燃やす効果がアップします。

油揚げ2枚を8等分に切って入れるとコクがでて、さらにおいしさがアップするので、ぜひどうぞ！

3
章

スイーツを食べても、太らない！すごい方法

01

「食べても太らないスイーツ」の選び方・食べ方

「洋菓子は太るから、ヘルシーな和菓子を食べよう」

そう考える人は多いのですが、これは間違いです。じつは、洋菓子でも和菓子でも、**選び方しだいで、太るお菓子にも、太らないお菓子にもなる**からです。

洋菓子と和菓子の主な成分を比べてみましょう。

洋菓子の成分は、砂糖（糖質）と脂肪が約半分ずつ。

一方、和菓子は、ほぼ１００％糖質です。

和菓子には脂肪が含まれていない一方で、糖質が多すぎるという特徴があります。種類によっては、洋菓子とカロリーがほぼ同じになる和菓子もあるため、

「太らないスイーツ」はどっち?

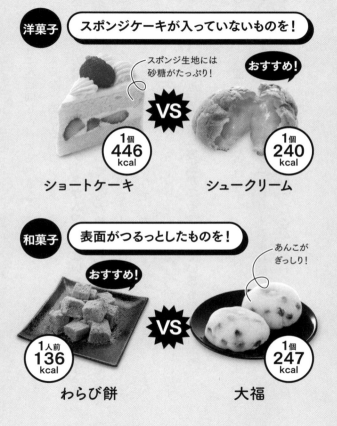

洋菓子 スポンジケーキが入っていないものを!

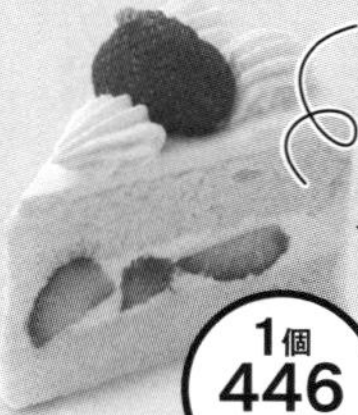

スポンジ生地には
砂糖がたっぷり!

ショートケーキ

1個
446
kcal

VS

おすすめ!

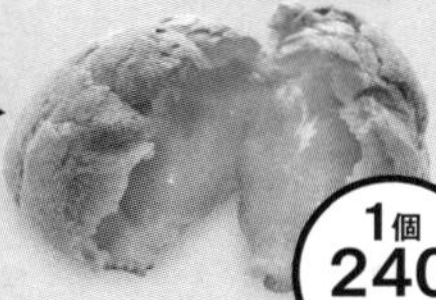

シュークリーム

1個
240
kcal

和菓子 表面がつるっとしたものを!

おすすめ!

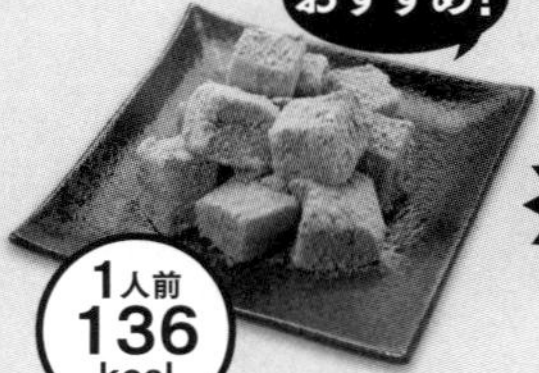

わらび餅

1人前
136
kcal

VS

あんこが
ぎっしり!

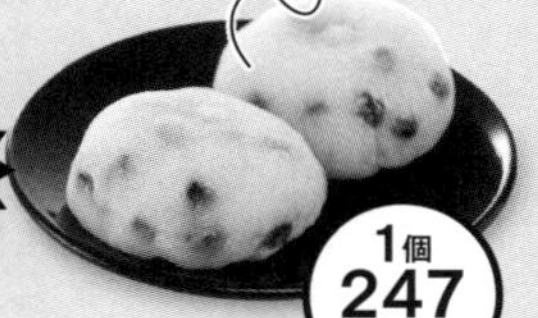

大福

1個
247
kcal

太りやすさはほとんど同じと考えるべきなのです。

お菓子には、太らない選び方のコツがあります。

洋菓子の選び方は、**「スポンジケーキが入っていないもの」**に限ります。スポンジ生地には砂糖がたっぷり入っているため、これが太る原因になるのです。

たとえば、「ショートケーキ」は、1個で446キロカロリーもあります。それに対し、「シュークリーム」は、240キロカロリーしかありません。つまり洋菓子は、ショートケーキよりシュークリームを選ぶほうが、太らないのです。

和菓子の太らない選び方は、**「表面がつるっとしているもの」**が目安。たとえば、「わらび餅」です。

わらび餅は1人前で136キロカロリー。それに対し、「大福」は247キロカロリーもあります。これは、シュークリームより高いカロリーです。

「和菓子だから安心というわけではない」ことが、おわかりいただけたのではないでしょうか。

迷ったら「重さが軽いもの」を選ぼう！

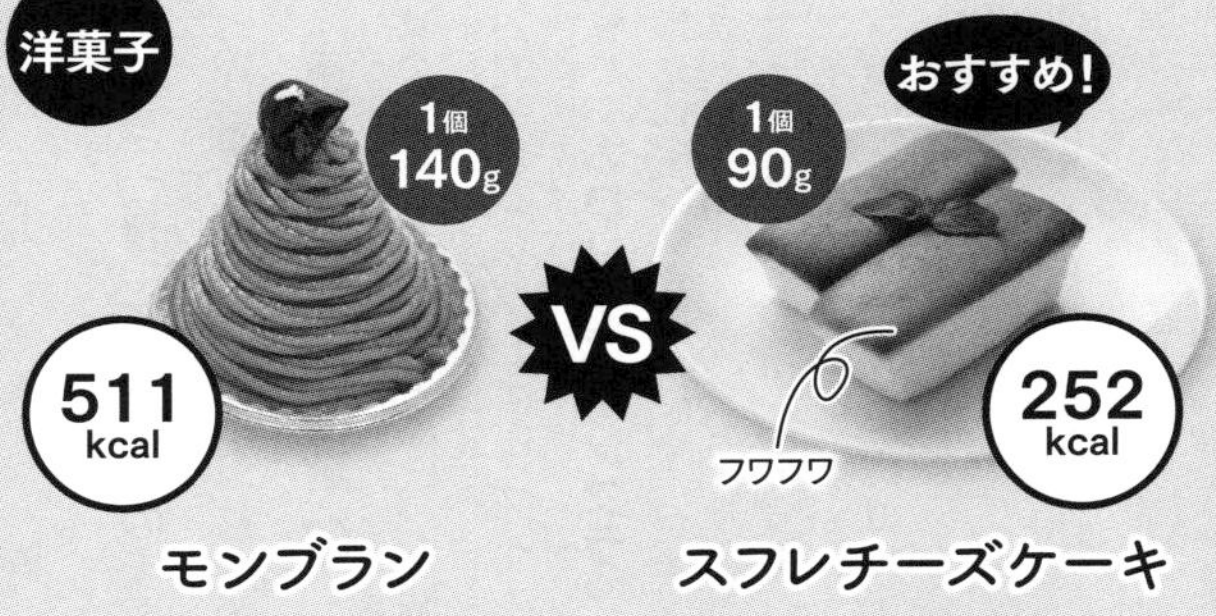

重さが軽いものは、カロリーも低い！

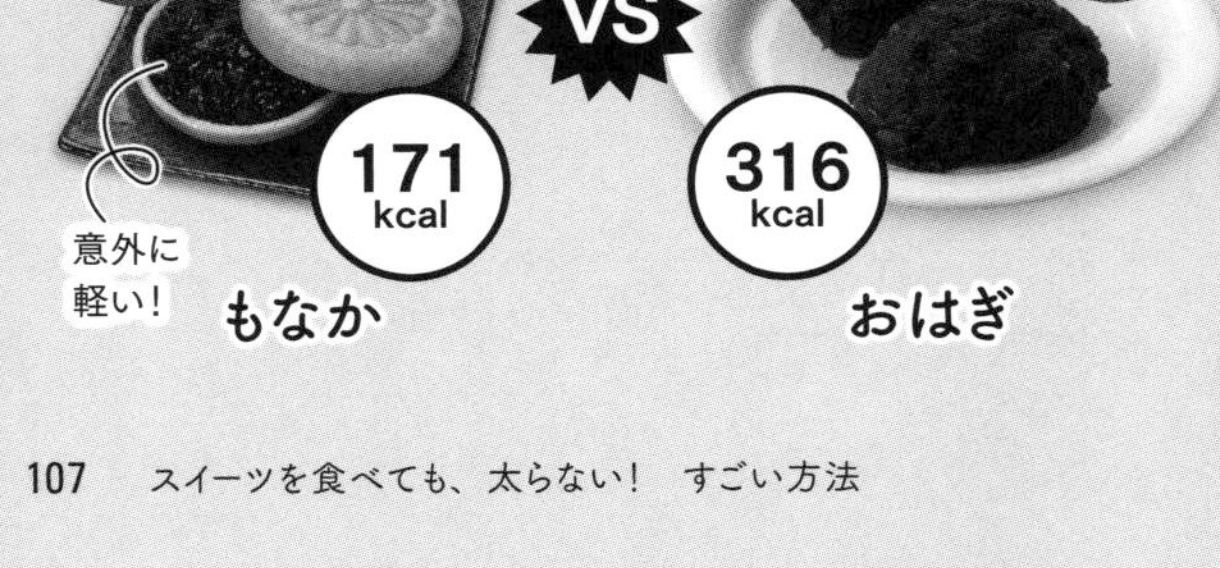

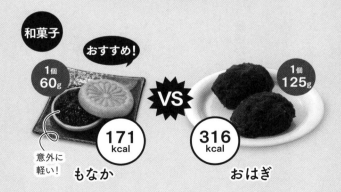

◇やせたいなら「持って軽いものを選ぶ」がコツ

和菓子と洋菓子、どちらにも共通する選び方のコツがあります。

それは「**重さが軽いものを選ぶ**」ことです。

たとえば、「モンブラン」は、1個140グラムでカロリーは511キロカロリー。対して、「スフレチーズケーキ」は1個90グラムとモンブランより50グラムも軽く、**カロリーはモンブランの約半分**ほどの、252キロカロリーです。

和菓子はどうでしょうか。

「おはぎ」は1個125グラムで316キロカロリー。それに対し「もなか」は1個60グラムで171キロカロリーと、やはり**重さが軽いもなかのほうが、カロリーは少ない**のです。

もし、何を食べたらいいのか迷ったときは、洋菓子も和菓子も、「重さが軽いものを選ぶ」――。こうすれば、お菓子を食べても太りません。

02

「食べても太らないチョコレート」の選び方・食べ方

チョコレートが大好きな人にグッドニュースです。

板チョコなら**1日10カケ（約3分の1枚）**、個別包装のチョコなら**1日7個程度**なら、食べても太りません。

チョコレートは低糖質で満足感が長持ちする特徴があります。ですから、チョコレートは上手に食べれば、ダイエットにピッタリの食品なのです。

また、チョコレートの甘い味は、脳に幸福感とリラックスをもたらす効果があります。むやみにスイーツを食べたいというムダな食欲が抑えられます。ストレスや疲れを感じているときにもおすすめです。

チョコレートは、ミルクやビターなどの種類がありますが、**イチオシは「アーモンドチョコ」**。とくに、アーモンド1粒がそのまま入ったタイプがおすすめです。

アーモンドには、ビタミンB_2や食物繊維など「やせる栄養」がたっぷり含まれているからです。

もう1つおすすめは、**カカオ成分が72%までのもの**。

なぜ、72%までのものがいいかというと、これ以上カカオの分量が多くなると、脂肪分のとりすぎとなり、食べると太ってしまうのです。

注意したいのが「ホワイトチョコ」。

じつは、ホワイトチョコは、通常のチョコレートから苦みのある褐色部分を抜いたものなのです。その分、甘さとまろやかさが増すとともに、脂肪分が多くなるので、頻繁に食べると太ります。

選ぶなら、ホワイトではなく、ブラウンのチョコレートにしましょう。

食べても太らない「チョコ」ランキング

1位 アーモンドチョコ

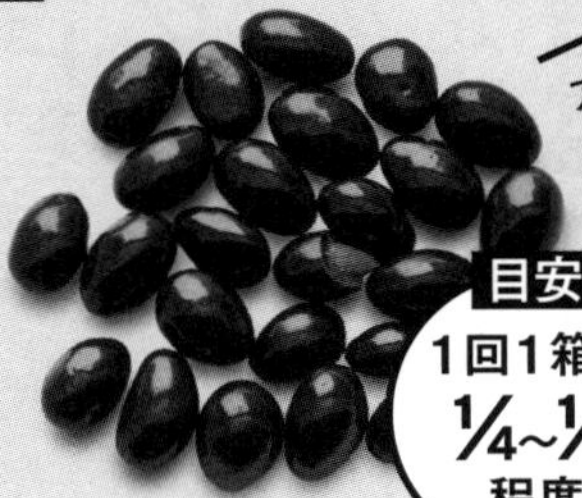

アーモンドは
やせる栄養が豊富！

目安
1回1箱の
¼～⅓
程度

2位 カカオチョコ

カカオ成分
72％までがおすすめ！

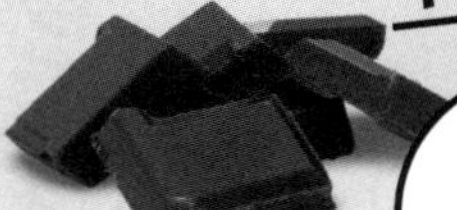

目安
小袋
7個
程度

3位 板チョコ

1日10カケ（約⅓枚）
なら太らない！

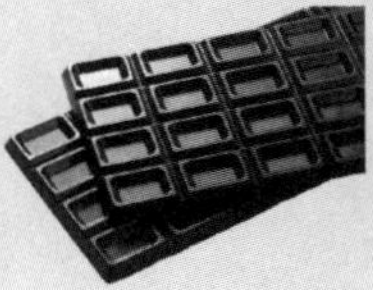

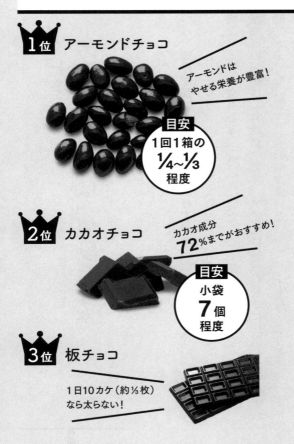

03

100円程度アイスクリームは「値段で選ぶ」

アイスクリームは「値段が安いものを選ぶ」――。

これも、「おいしく食べて勝手にやせる！」コツです。

じつは、**値段が安いアイスほどカロリーが低い**のです。100円台のアイスなら、約150ミリリットル程度の大きなサイズを食べても大丈夫。

高級なアイスを食べると、「濃厚な味だなぁ」と感じませんか？

濃厚な味の秘密は「**乳脂肪**」です。アイスは値段の高さに比例して、含まれる乳脂肪が多くなります。乳脂肪が多いと、カロリーも高くなります。つまり、高級アイスを食べると太るのです。

「太らないアイスクリーム」3つのコツ

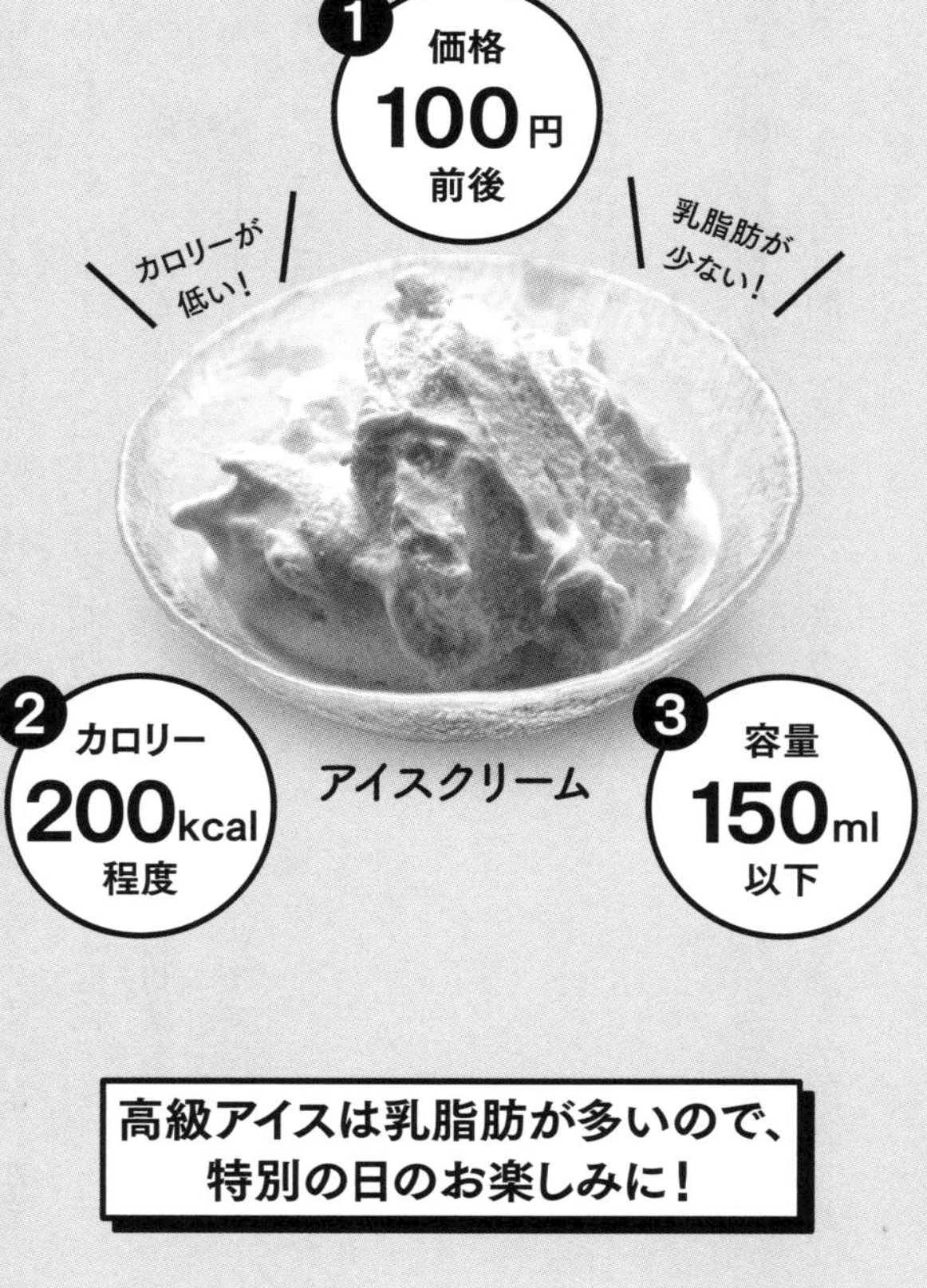
1
価格
100円
前後
カロリーが
低い！
乳脂肪が
少ない！
2
カロリー
200kcal
程度
アイスクリーム
3
容量
150ml
以下

高級アイスは乳脂肪が多いので、
特別の日のお楽しみに！

一方、値段が安いアイスといえば、棒アイスです。棒アイスの中には、かき氷タイプのものがありますが、これには乳脂肪が含まれていません。

また、カップアイスにも値段が安いものがありますが、乳脂肪はあまり入っていません。乳脂肪が少ない分、カロリーは低く抑えられるのです。

さて、アイスを選ぶ目安は次の3つです。

1、価格は100円台のもの。
2、カロリー200キロカロリー程度。
3、容量150ミリリットル以下。

ただ、この3つの基準に収まらないアイスが食べたいときは、もちろん食べてもOKです。次の日は間食をやめるか、低カロリーのものを選んで調整すれば、まったく問題ありません。

04

スナック菓子は「大袋入りを選ぶ」が太らないコツ

お菓子は「大袋入りを選ぶ」——これも「おいしく食べて勝手にやせる!」コツの1つ。

たとえば、ポッキーであれば、ファミリーパックと言われる大袋の中に**小袋が8袋程度入ったタイプ**のものがおすすめです。

クッキーや歌舞伎揚、ハッピーターンなどのせんべいは、大袋の中に1枚1枚が個別包装になったタイプを選ぶといいのです。理由は、**「食べる量をコントロールしやすくなる」**から。

小袋タイプは1袋が少量とはいえ、全部食べきると「お菓子を食べた」満足感が得られます。

個別包装タイプは、「包装を破ってから食べる」ひと手間があるため、キリのいいところでストップしやすくなるのです。

1日のおやつに使ってよいカロリーは200キロカロリーほどです。小袋入りのものは、量が少ないため、1回に1袋であれば、カロリーオーバーの心配はありません。

小袋ごとにカロリー表示があるものが多いので、チェックしてみてください。意外に少ないカロリーで満足できることがわかるでしょう。

個別包装になっているものは、**1回に2～3枚が目安**です。

これも1枚あたりのカロリー表示があるので、自分で枚数を決める際の目安にしてください。

スナック菓子の「太らない選び方」

①小袋が入ったタイプを選ぶ

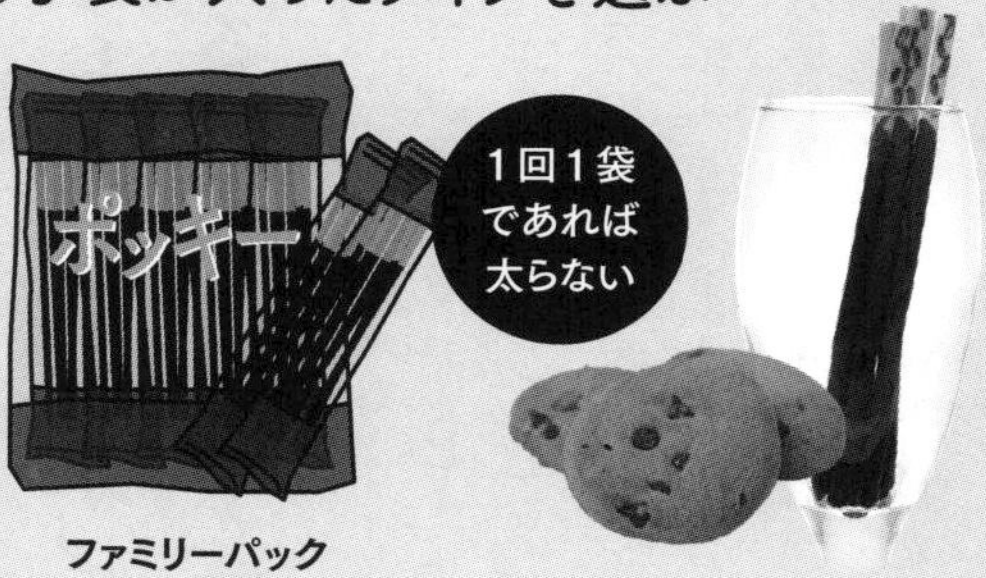
ポッキー
1回1袋
であれば
太らない

ファミリーパック

食べる量をコントロールしやすい！

②個別包装タイプを選ぶ

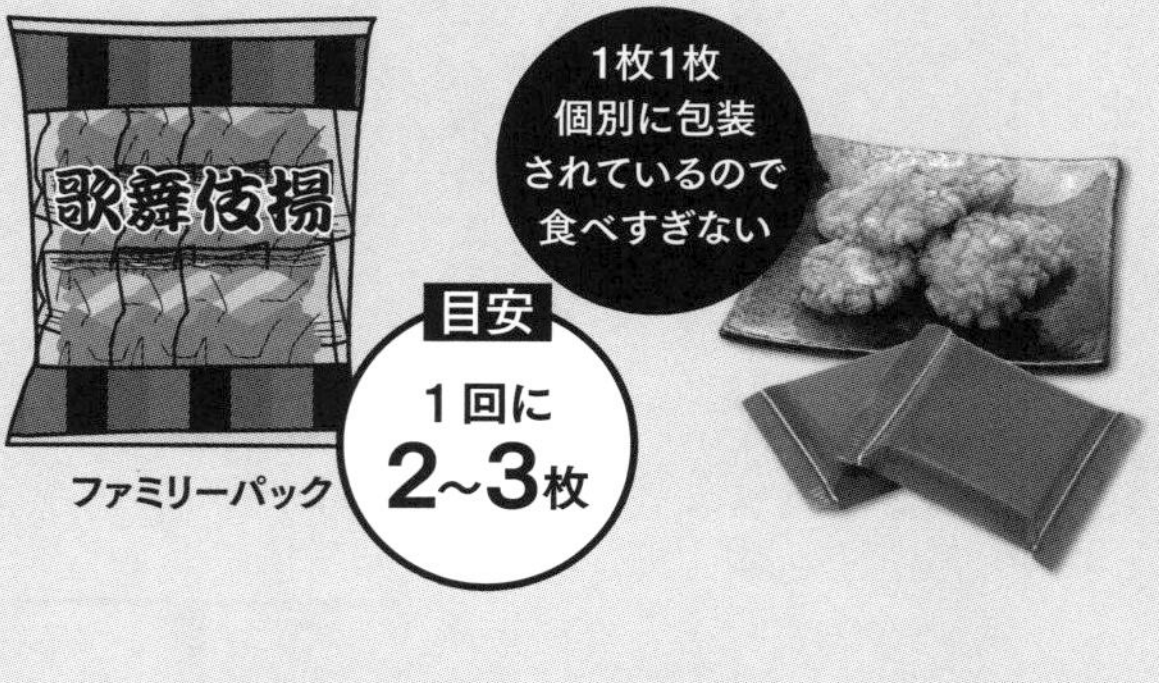
歌舞伎揚
1枚1枚
個別に包装
されているので
食べすぎない
目安
1回に
2~3枚

ファミリーパック

05 ブレンド・カフェオレ「やせるコーヒー」を飲む習慣

人気のテイクアウト・コーヒーにも、「やせるコツ」があります。
それは、**「ブレンドコーヒー」**か**「カフェオレ」**のように**シンプルなタイプを選ぶ**こと。

コーヒーショップでは、コーヒーの上に生クリームやチョコレートソースをたっぷりのせたタイプが大人気。

でも、これは「太るコーヒー」の代表なのです。

泡立てた牛乳にキャラメルソースがかけてあるタイプは、約２００キロカロリー。チョコや抹茶味だと約３５０キロカロリーになります。

テイクアウト・コーヒーのやせる選び方

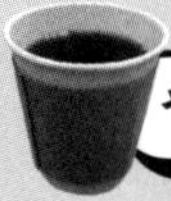

やせるコーヒーランキング!

1位 ブレンドコーヒー

カロリー
ブラック 6kcal
砂糖・クリーム入り 25kcal

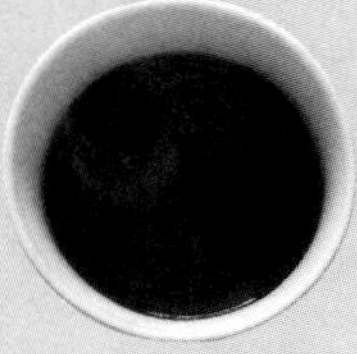

2位 カフェオレ

カロリー
約 50 ~ 100kcal

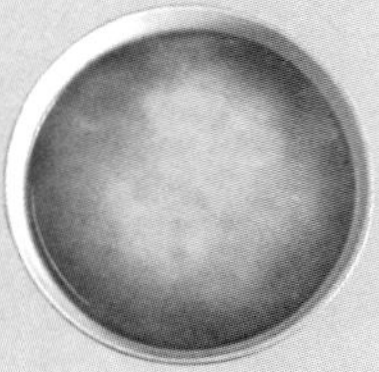

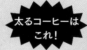

太るコーヒーはこれ!

トッピングコーヒーは、たまのお楽しみに!

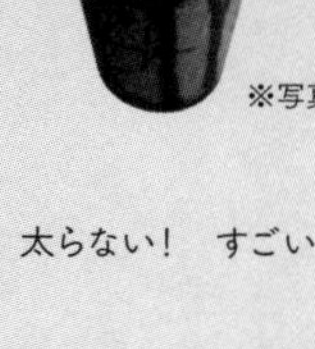

生クリームやチョコソースをのせたタイプ。

さらにフルーツやクッキーがのったリッチタイプは約450kalになるものも!

※写真はイメージです。

さらに要注意なのが、生クリームに、チョコレートソースやフルーツ、クッキーがのったリッチタイプ。Mサイズ（トール）が標準になることも手伝って、**なんと約450キロカロリーにもなる**のです。

約450キロカロリーと言われてイメージができない人のために、ほかの食べ物に換算してみましょう。

イメージしやすいのは牛丼。**牛丼のミニサイズは、約500キロカロリー**ですから、ほぼカロリーは一緒です。

どうですか？　もはや立派な食べ物です。太るのは当然ですよね。

その点、ブレンドコーヒーはブラックなら6キロカロリー、砂糖やミルクを入れても25キロカロリーほど。カフェオレでも約50～100キロカロリーしかありません。

おいしく飲んでやせるなら、ブレンドかカフェオレがおすすめです。

06

「焼き芋を食べる」が間食でやせるコツ

「甘いものが食べたい」と思ったとき、断然おすすめなのが「焼き芋」です。

焼き芋の材料は、甘さと食物繊維がたっぷりの「さつまいも」オンリー。

和菓子、洋菓子を問わず、**スイーツ類で食物繊維をたっぷり含んでいるのは焼き芋だけ**です。そもそも食物繊維の補給源は、根菜類や海藻のように固くて味気ないものばかり。その点、焼き芋は柔らかくて、甘さも十分です。

さつまいもは、水溶性食物繊維が豊富です。便の水分量とかさを増やして、お通じをよくしてくれます。便秘はポッコリお腹の原因ですから、ぜひ解消したいものです。

焼き芋は、甘いのに、血糖値の急上昇を抑える効果があり、血圧やコレステロールの上昇を抑える働きも合わせ持つ「パワーフード」なのです。

焼き芋は**「冷やして食べる」とやせ効果が格段にアップ**します。

コツは、冷蔵庫でしっかり冷やすこと。なぜ焼き芋を冷やすといいかというと、**レジスタントスターチが増える**からです。

レジスタントスターチとは、胃や小腸で消化されることなく大腸に達するでんぷんです。水溶性食物繊維と不溶性食物繊維の優れた特長を兼ね備えているので、腸に棲む善玉菌を元気づけて活発にするのにとても役立つのです。

焼き芋は腸をキレイにしてくれるスグレモノだったのですね。

さつまいもは週に1~2回、1回の分量は1／2本が目安です。

休日なら家族のおやつとして午後3時頃食べるのがおすすめです。予想以上に満腹感があるため、夕食の食べすぎを防ぐ効果も期待できます。

腸をピカピカにする「焼き芋」効果

中½本（100g）で**151**kcal
食物繊維**4.5**g

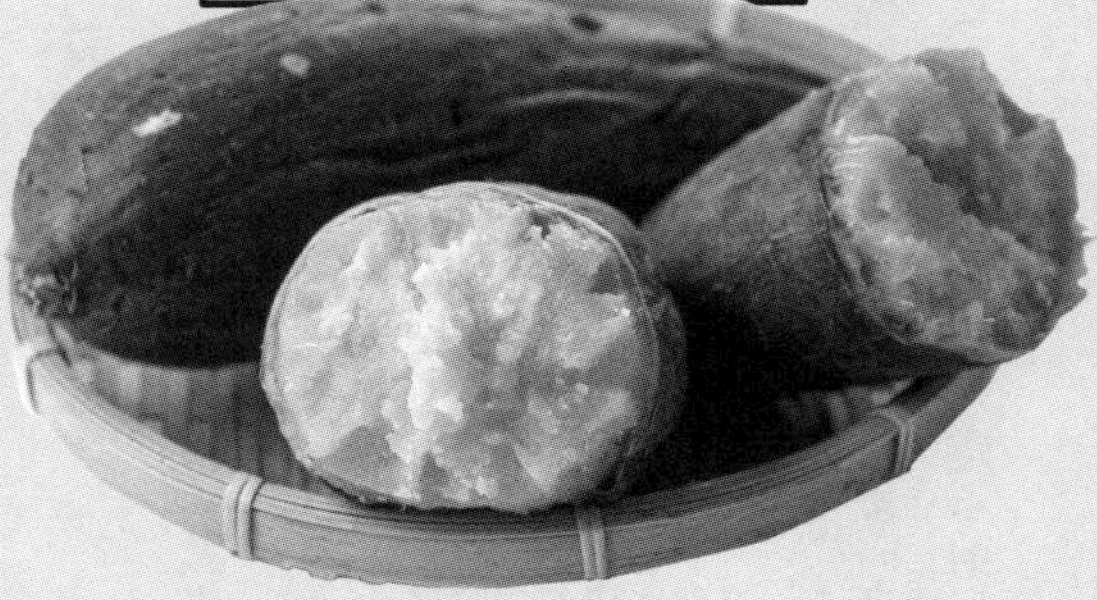

焼き芋

1切れ（100g）**294**kcal
食物繊維**1.2**g

アップルパイ

間食はガマンしない。
「楽しく食べる」が、やせるコツ！

07

寝る前のホットミルク――「眠りながらやせる」方法

寝る前に「ホットミルク」を飲む――。これを習慣にするだけで、毎日グッスリ眠り、スッキリやせることができます。

実際、**熟睡するだけで勝手にやせていきます**。なぜなら、眠っている間に、脂肪を分解する成長ホルモンが分泌され、食欲を増進するホルモンの分泌が抑えられるからです。

ただ、睡眠が浅いと効果は薄れてしまいます。

「熟睡する」ことが大事なのです。寝る前にホットミルクを飲む理由は、まさにそこにあります。

グッスリ眠り、たくさんやせるコツ

熟睡するだけでやせる理由

- 脂肪を分解する「成長ホルモン」が分泌される！
- 食欲を増進させるホルモンの分泌を抑える！

熟睡のコツ！ 寝る前にホットミルクを飲む！

ホットミルク

自律神経がリラックス！眠りに入りやすい！

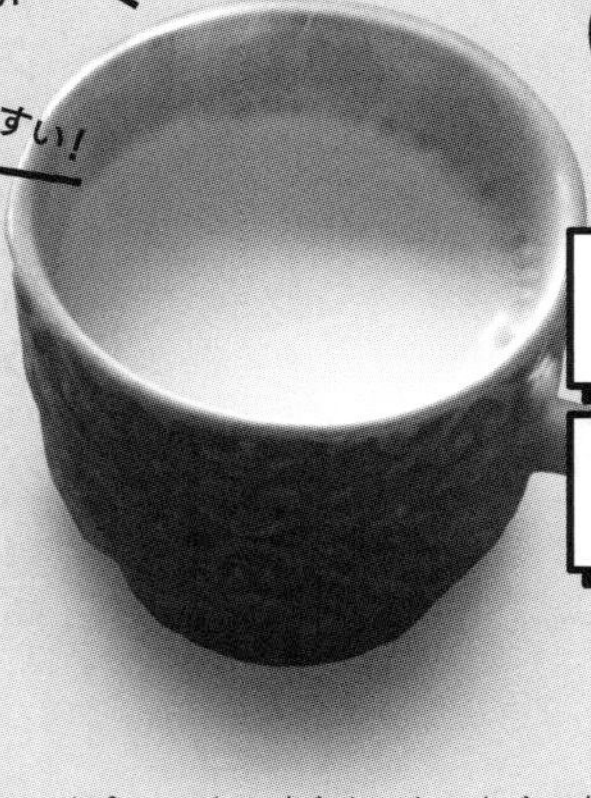

熟睡に必要な成分

トリプトファンが豊富！

↓

ストレスを緩和するセロトニンの材料

睡眠を促すメラトニンの材料

温かい牛乳を飲むと、自律神経がリラックスします。心身が休息モードに入るため、眠りに入りやすいのです。

もう1つは牛乳には、**熟睡に必要な「トリプトファン」という成分が豊富**だからです。

トリプトファンはアミノ酸の一種で、ストレスを緩和し、安眠に導く働きをもつセロトニンの材料になります。そして、自然な睡眠を促すメラトニンの材料になるのです。

ただ、セロトニンは日中のストレスで消費されてしまうので、どんどん補給することが大切。だから、セロトニンの材料であるトリプトファンを効率よく取り入れるために、牛乳を飲むのです。

寝る前のホットミルクで、寝ながらやせましょう。

4章

食べすぎても、すぐ帳消しにする！すごい方法

01

食べすぎたら「生キャベツ」でリセット！

食べすぎても簡単に帳消しにする方法があります。

それは、**「生キャベツを食べるだけ」**という意外な方法です。

毎日規則正しい食生活を送るのは理想ですが、ときにはついつい好きな料理を食べすぎてしまうことは、誰にでもあることです。

なかなか理想通りにはいかないのが現実。この際、「1日単位で考える」のはやめてしまいましょう。

食事の量は「1週間単位で考える」――。それくらいでいいのです。

週の前半に食べすぎてしまったとしても、週の後半でカロリーの低い食事を

キャベツ60グラムの「過食帳消し」効果!

食事の量は1週間単位で考える

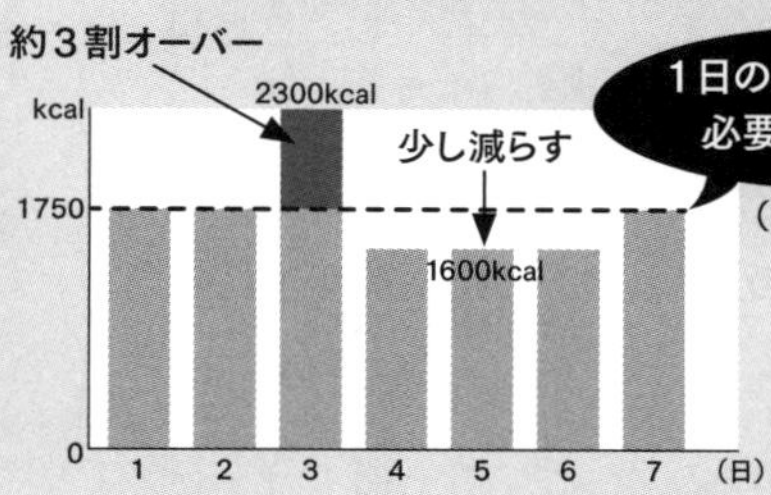

週の後半で差し引きゼロに!

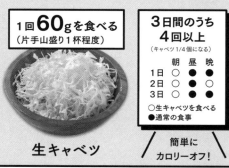

1回60gを食べる
(片手山盛り1杯程度)

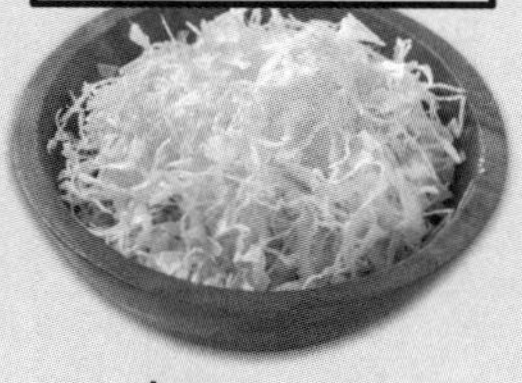

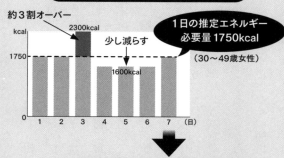

生キャベツ

3日間のうち4回以上
(キャベツ1/4個になる)

	朝	昼	晩
1日	○	●	●
2日	○	●	○
3日	○	●	●

○生キャベツを食べる
●通常の食事

簡単にカロリーオフ!

食事の最初に食べると、満腹感を早く得られる!

とって差し引きゼロにすれば、まったく問題ありません。

食べすぎた日の翌日から3日間で、朝昼晩あわせて9回の食事があります。そのなかで4回以上、生キャベツを60グラム（片手山盛り1杯程度）食べるようにします。これで、簡単に1食分のカロリーを抑えることができるのです。

コツは、生キャベツを**食事の最初に食べる**こと。

キャベツは不溶性の食物繊維が豊富です。食物繊維はしっかり噛まないと食べられません。噛む回数が増えると満腹感を感じるのが早くなるため、食事の最初に食べることが重要なのです。

キャベツは約93%が水分で低カロリー。糖質や脂肪を気にせず、しっかり食べられます。しかも、カサがあるので満足感は十分。次の食事までの間に、つい、おやつなどを食べたくなるといったムダな食欲を消すこともできます。

食事の満足感を落とすことなく、簡単にカロリーを調節できる——。キャベツはダイエットの強い味方なのです。

◇「塩麹酢キャベツ」でやせる！　若返る！

キャベツは、ビタミンCも豊富です。ビタミンCはストレスに対抗したり、肌を若返らせたりするのに欠かせない栄養素。ただ、熱に弱いため、キャベツは「生で食べる」の一番なのです。

おすすめの食べ方は「塩麹酢キャベツ」です。

塩麹は、塩、水、米麹からつくられる調味料。うまみ成分で味をまろやかにし、食べやすくすると同時に、塩分のとりすぎを防いでくれます。

酢には、酢酸やクエン酸といった成分が含まれています。これらが、疲労回復や肩こり、高血圧、動脈硬化などの予防に力を発揮します。

塩麹酢キャベツを食べると、**腸内環境が整い、糖質や脂肪を分解**する働きが高まったり、**免疫力アップや美肌**など、いいことずくめです。

次ページでつくり方を紹介しますので、ぜひ、お試しください。

腸がきれいになると、やせる！ 若返る！

塩麹酢キャベツ

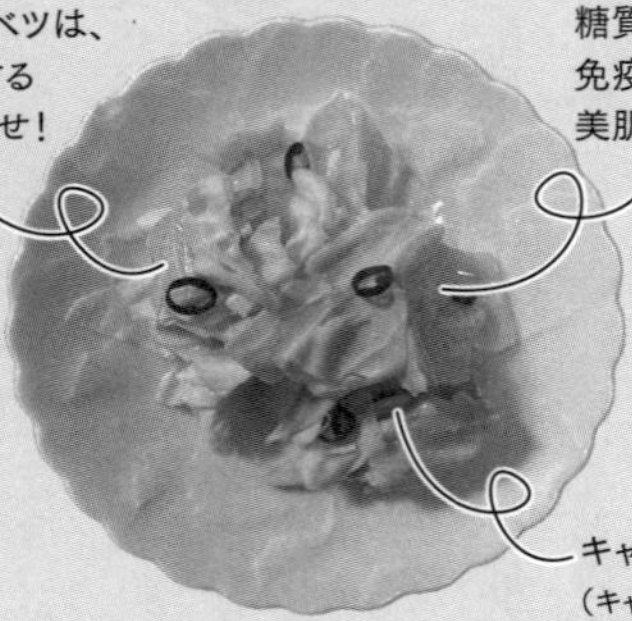
塩麹×酢×キャベツは、
腸内環境をよくする
最強の組み合わせ！
糖質、脂肪を分解！
免疫力アップ！
美肌にも！
キャベツのビタミンU
（キャベジン）は、
胃の粘膜を修復する。

塩麹酢キャベツ

材料（約4食前）

キャベツ……1/8個

調味液

酢……270cc
水……180cc
砂糖……大さじ3
塩麹……大さじ2
唐辛子（輪切り）‥1〜2つまみ

つくり方

① キャベツは2センチ幅のざく切りにする。
② 調味液の材料をすべて鍋に入れて砂糖を煮溶かす。塩麹は粒が残っていてもOK。
③ 冷めたら保存容器にキャベツを入れ、調味液と唐辛子をからめて全体に浸す。
④ 冷蔵庫で1〜2時間おくと完成（味がなじみます）。

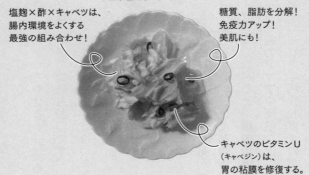

02

料理に「だしを効かせる」——ムダな食欲を消す方法

いくら食べても、もの足りず、もっと食べたい——。

食欲が暴走して、歯止めが効かなくなってしまったとき、意志の力で無理やり抑え込むのは得策ではありません。余計にストレスがたまって、かえって暴飲暴食を招く恐れがあるからです。

食欲が暴走したときは、**「だしの効いた食べ物」を食べる、それが一番**です。

だしには、昆布やかつお節をはじめ、鶏ガラスープやコンソメ、豚汁の豚肉などがあります。

だしの味とは「うま味」のことです。だしの味が効いていると、食事の満足感をもたらし、食欲を抑える効果があります。うま味は、神経をリラックスさせる効果があるので、**暴走した食欲を落ち着かせてくれる**のです。

だしは、顆粒やキューブで十分です。料理にだしの味を効かせるのが、ムダな食欲を消すコツです。

うま味は香りが高いと一層味わいが強くなります。そこで**おすすめなのが「味噌汁やスープなどの汁物」**です。

塩やしょうゆで味つけを濃くすれば、たしかにおいしくなります。しかし、濃い味は神経を刺激して、かえって食欲を増進させてしまいます。

たとえば、ごはんと一緒に梅干しを食べると、ごはんが進むように、食欲を引き出す作用があるのです。

塩やしょうゆに頼るのではなく、「だしを効かせる」。これも「おいしく食べて勝手にやせる!」コツです。

だしの「うま味」がムダな食欲を消す！

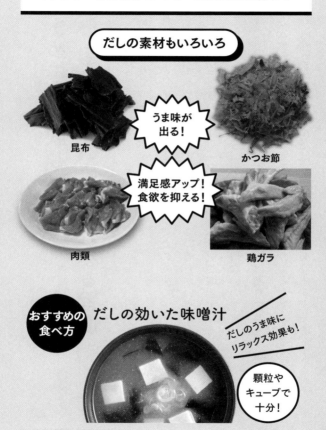

だしの素材もいろいろ

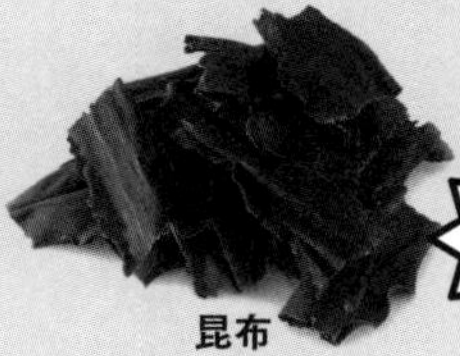

昆布

うま味が
出る！

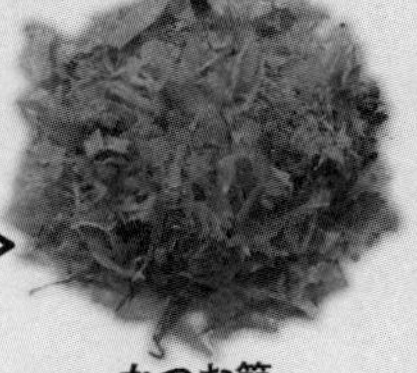

かつお節

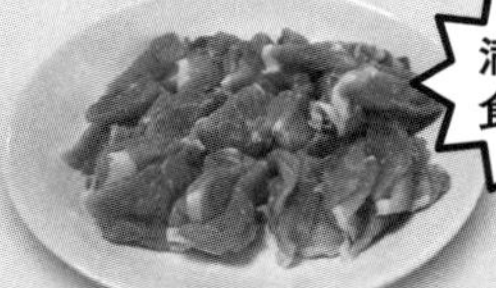

肉類

満足感アップ！
食欲を抑える！

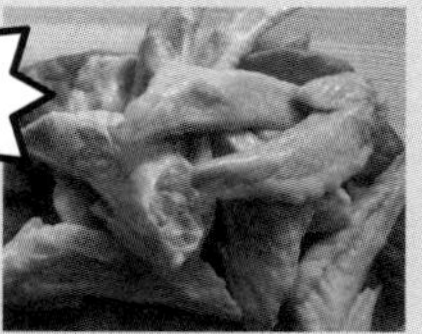

鶏ガラ

おすすめの食べ方 だしの効いた味噌汁

だしのうま味に
リラックス効果も！

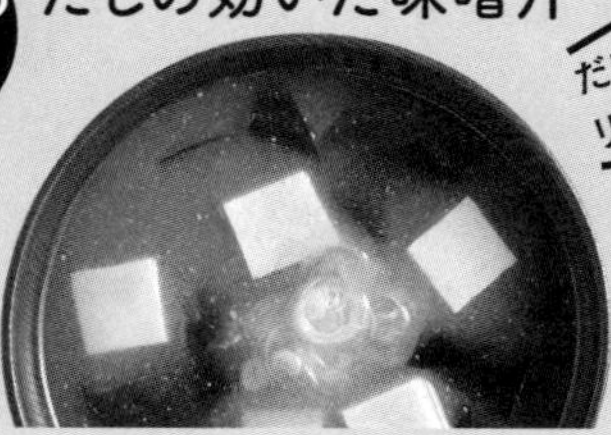

顆粒や
キューブで
十分！

03

小まめに水を飲む
――「太りにくい体質」になる習慣

1日に1・6リットルの水を飲む――。

これは「おいしく食べて勝手にやせる！」ための裏技です。

水を飲みすぎると「水太りする」と思っている方がいますが、そんなことはありません。私たちの体は、一定量よりも水分量が増えすぎると、尿として排出してしまうので、そもそも**「水太り」はあり得ない**のです。

それに、水はカロリーがゼロのため、太る心配はありません。むしろ、水をたくさん飲むほうが、胃がふくれてムダな食欲が減るため、かえってやせます。

それ以外にも、水を飲んだほうがいい理由があります。

「1日に1.6リットルの水」を飲むとやせる

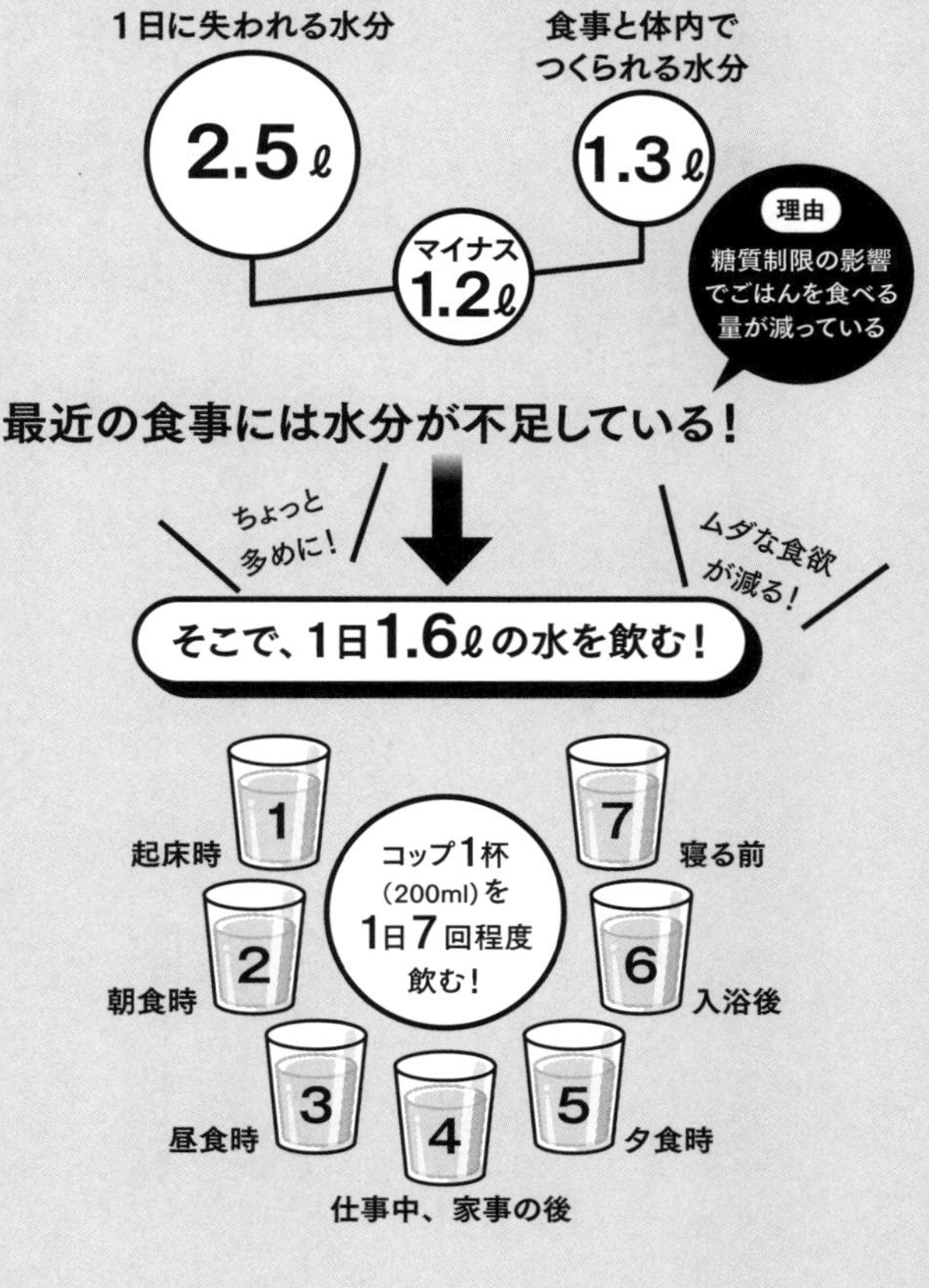

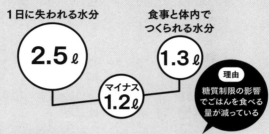

私たちの体は約60％が水分。普通に生活していても、1日に2・5リットルほどの水分が体外に出ていきます。

食事や体内でつくられる水分は1・3リットル。残りを、飲み水からとるわけですが、問題は、最近の私たちの食事には、水分が不足気味だということ。

その理由は、糖質を控えるために、以前より、**ごはんを食べる量が減っているから**です。じつは、ごはんには水分がたっぷり含まれているのです。

ですから、食事からとる水分が減った分を補うためにあと2杯（1杯200ミリリットル）を追加した1・6リットルの水を飲むことが重要なのです。

私たちは、入浴中や就寝中も汗をたっぷりかきます。

「**寝る前に1杯**」「**目覚めに1杯**」「**風呂上がりの1杯**」。これを習慣にして、「勝手にやせる体」をつくりましょう。

04

お腹周りの脂肪は「ワカメスープ」で落とす！

「もうちょっと食べたいな」――そんなもの足りなさを覚えたときに、おすすめなのが「ワカメスープ」です。

海藻類のワカメは徹底的に低カロリー。食べても太らないどころか、**「食べるとやせる」すごい食品**です。

ワカメの注目の成分が「フコキサンチン」。脂肪細胞の脂肪を体温として燃焼して発散してくれます。お腹周りに脂肪がついていたとしても、ワカメをたっぷり食べれば、**きれいに脂肪を落とす**ことができるのです。

ワカメをスープで食べる理由は2つあります。

1、ワカメの量をたくさんとれる。
2、水分をたくさんとれる。

食事の食べ始めに飲むと、水分で胃がふくらんで、少ない食事量でも満足感を得やすくなります。しかも、ワカメに含まれる水溶性食物繊維の働きによって、満足感が持続するため、**ムダな食欲が起こらなくなる**のです。

ワカメの分量は、2人前で塩蔵なら50グラム、乾燥なら5グラムが目安。

鍋にごま油を大さじ2杯入れて、熱してからネギとしょうがを炒めます。ワカメ、水、中華スープの素を大さじ1杯加え、塩やしょうゆで味つけすれば、できあがりです。

小腹が空いたときは、この「やせスープ」をどうぞ！

食べるとやせる！　ワカメの「すごい効能」

注目の成分

フコキサンチン 脂肪を燃やす！

×

水溶性食物繊維 ムダな食欲を抑える！

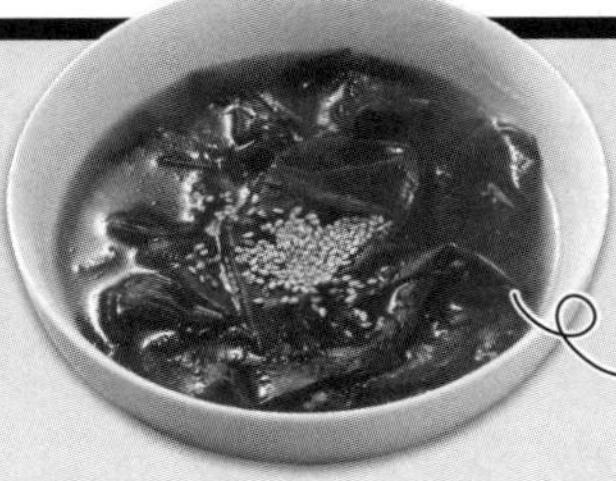

徹底的に
低カロリー！

ワカメスープ

おすすめの食べ方

ワカメをたっぷり入れる！

材料（2人前）

ワカメ ………… 塩蔵 50g（乾燥なら 5g）
ネギの斜め薄切り ……………… 1/2 本
しょうがのみじん切り ……………… 20g
ごま油 ………………………………… 大さじ2
水 ……………………………………… 400cc
中華スープの素（顆粒だし）… 大さじ1

つくり方（2人前）

① ワカメを水で戻し、一口大にカット。
② 鍋にごま油を入れて熱し、ネギとしょうがを炒める。
③ ワカメ、水、中華スープの素を入れて、塩やしょうゆで味つけすれば完成！

05

顔や手足のむくみは「きゅうり」で解消！

顔や手足がパンパンにむくんだときの救世主——それが「きゅうり」です。
むくみの原因は、主に次の2つが考えられます。

1、同じ姿勢を続けたため、血液やリンパ液が滞ること。
2、血液などの塩分濃度が高くなり、体に余分な水分が溜まること。

1は、体をもんだりほぐしたりすれば和らぎますが、2の場合、血流をよくしなければ解消しません。そこで、きゅうりの出番なのです。

顔も体もスッキリさせる美食材

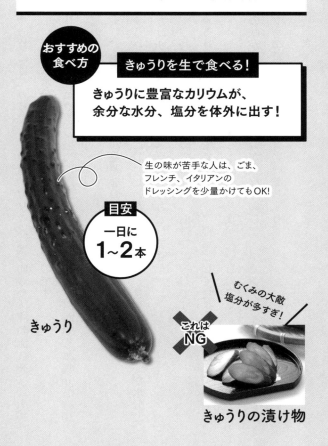

おすすめの食べ方

きゅうりを生で食べる!

きゅうりに豊富なカリウムが、
余分な水分、塩分を体外に出す!

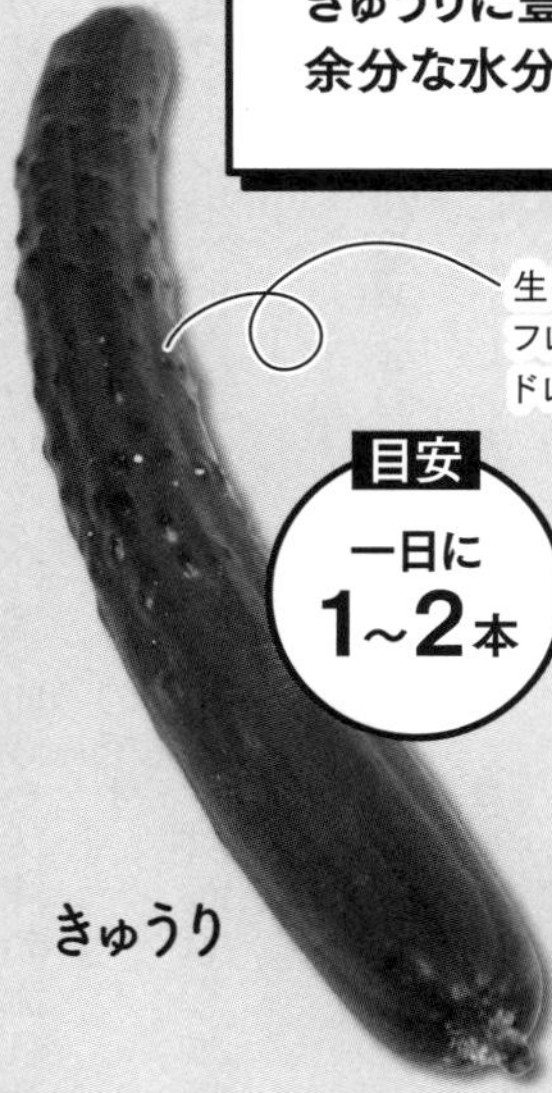

生の味が苦手な人は、ごま、フレンチ、イタリアンのドレッシングを少量かけてもOK!

目安

一日に
1~2本

きゅうり

むくみの大敵
塩分が多すぎ!

これはNG

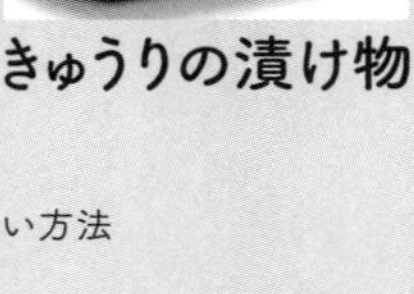

きゅうりの漬け物

きゅうりには、カリウムが豊富。カリウムは、血液や体液の流れをスムーズにして、**余分な水分や塩分を外に出す**働きがあるのです。

カリウムは生野菜や生の果物に豊富。ただ、熱に弱く、ゆでると成分が約30%も流出してしまいます。

つまり、**生で食べることが重要**なのです。

きゅうりは、生で食べるとおいしい食材。しかも、**きゅうりは95%が水分**と、超低カロリーな食材。たっぷり食べても太りません。

ただ、むくみに塩分は大敵ですから、漬け物はNGです。

きゅうりを食べるなら、生でスティック野菜として食べるのがおすすめです。

生のきゅうりを一日に1、2本ガッツリ食べたいものです。

生の味が苦手な人は、塩分が少なめのごま、フレンチ、イタリアンのドレッシングを少量かけて食べるといいでしょう。

06

週2回の雑穀ごはん
――「やせる栄養」をとる習慣

白いごはん、白い麺、白いパンは「太る食べ物」の筆頭。ただ、これらを**「色つきに変える」**と**「やせる食べ物」に早変わり**します。

ごはんなら、玄米や雑穀米。麺なら、そばやデュラムセモリナ粉（デュラム小麦を粗挽きにした粉）のパスタ。パンなら、ライ麦パンや全粒粉パン。

このように、**「茶色の炭水化物を選ぶ」**のがやせるコツです。

どれも「やせる栄養」である食物繊維やビタミン・ミネラル類が豊富。

食事のカロリーを燃焼したり、食事の満腹感を長持ちさせて食べすぎを防いでくれる働きがあります。

白いごはんや食パンなどは、もともとの穀物がもつ栄養成分をそぎ落として白くしています。味はおいしくなりますが、実体は「**太りやすい糖質の塊**」なのです。

とはいえ、白いごはんの味に慣れた人にとっては、玄米の味になじめない人もいるでしょう。そうした人におすすめなのが、普通のお米（精白米）に、市販の「雑穀ミックス」や「もち麦」「麦」を入れた「**雑穀ごはん**」。味は、白いごはんと変わらずに、雑穀米の栄養をとることができます。

週2回「茶色の炭水化物を食べる」だけで効果大です。

白いごはんが好きな人は、「ひじきのふりかけ（大さじ1）＋とろろ昆布（ひとつまみ3グラム）」のアレンジふりかけがおすすめ。ひじきのふりかけは、市販のものでOKです。

白いごはんにのせて食べるだけで、食物繊維の摂取量が大幅にアップします。

「茶色いごはん」「茶色いパン」がおすすめ!

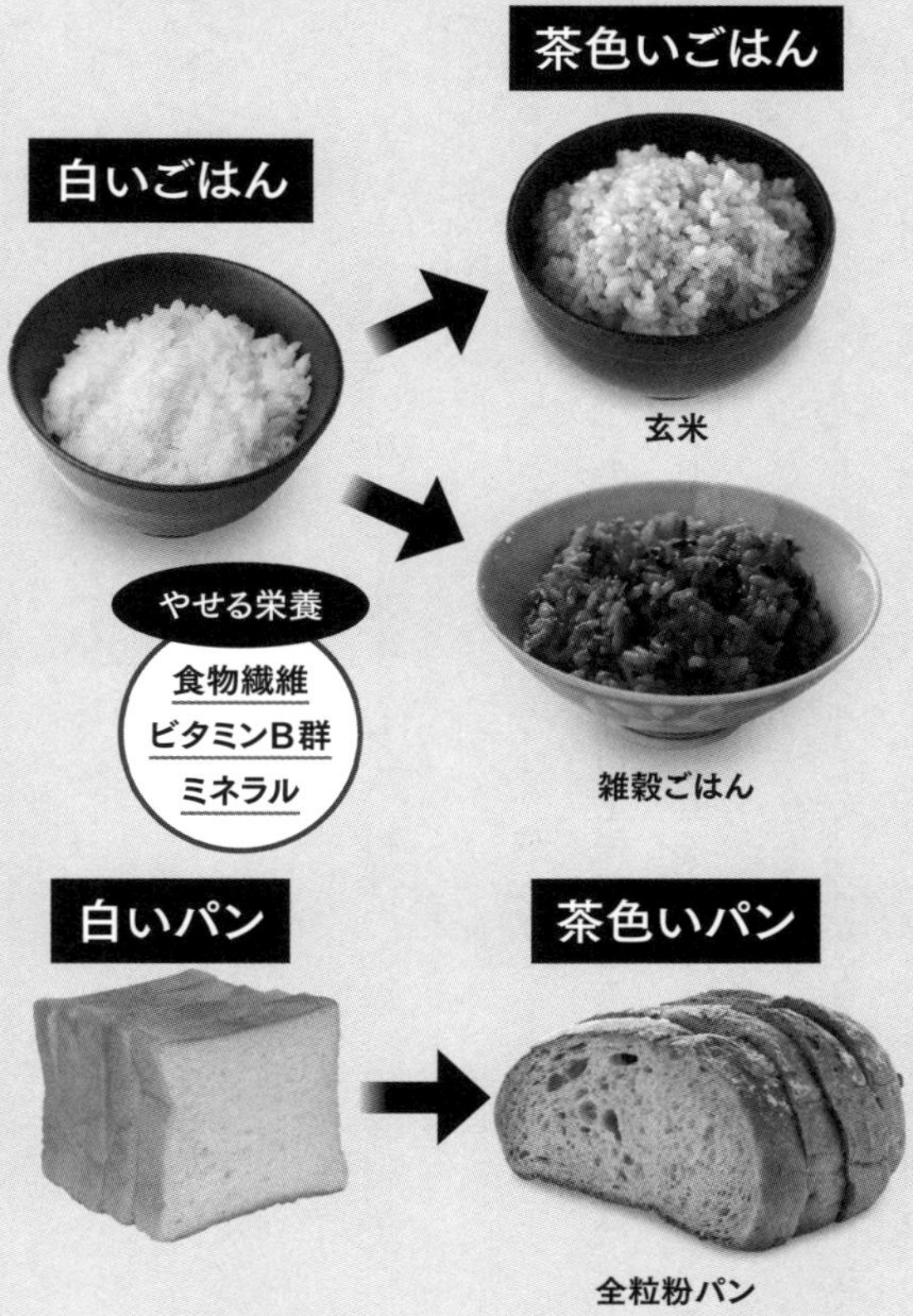

07

おかずを「2品以上選ぶ」宅配食材でやせるコツ

最近、すっかり定着したのが「**ミールキット**」。料理の食材や調味料がセットになった「宅配食材」です。

じつは、ミールキットにも、やせる選び方のコツがあります。

それは「**肉・魚**」**と**「**野菜**」**のおかずを2品以上頼む**こと。こうすれば、タンパク質や食物繊維、ビタミンB群といった「やせる栄養」をバランスよくとることができます。

ミールキットはインターネットやカタログなどで注文ができるため、買い物の手間が省けて便利。また、食材を「切って炒める」「レンジでチンする」だ

「ミールキット」は主婦の心強い味方

「ミールキット」とは?

料理に必要な食材・調味料が
セットで届く「宅配食材」

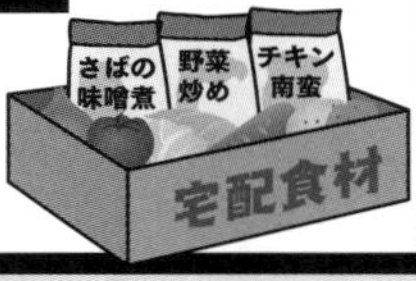

やせる選び方のコツ

「肉・魚」と「野菜」のおかずを2品以上頼む!

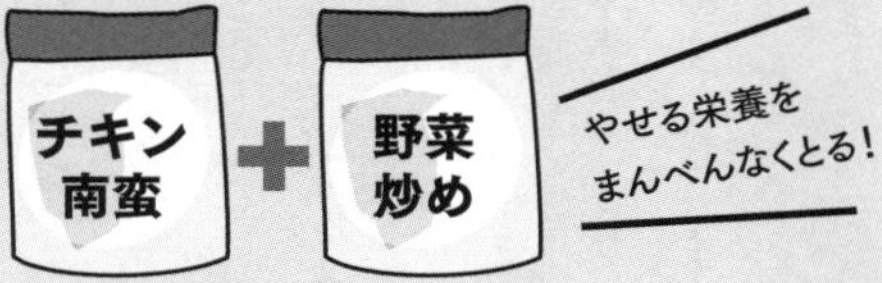
チキン南蛮
野菜炒め
やせる栄養をまんべんなくとる!

1品は自分で用意するとベスト!

煮物か汁物を用意すると栄養バランスがアップ!

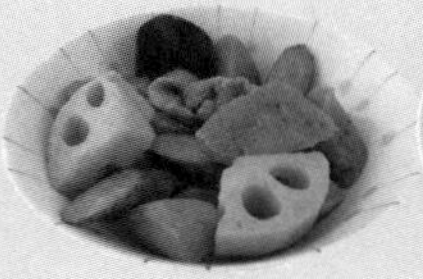
筑前煮

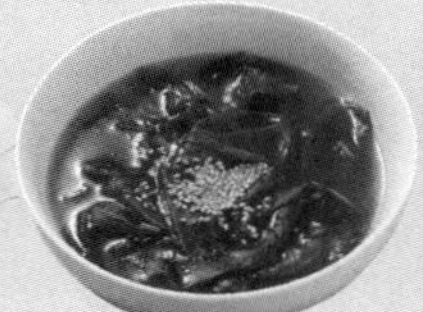
ワカメスープ

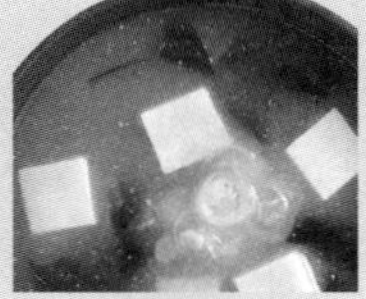
味噌汁

けでおかずができてしまうので、調理も簡単。

家事の時間を大幅に短縮できるので、主婦の心強い味方です。

ミールキットを食べてやせるコツは、いろいろな食品を食べること。「やせる栄養」をまんべんなくとることが重要なのです。お気に入りメニューをくり返すより、料理のバラエティを多くしましょう。

さらに、ミールキットで選んだ食材に、何か**1品は自分で用意する日をつくるとベスト**です。

ミールキットには煮物と汁物がほとんどありません。スーパーなどで売っている煮物を使ったり、筑前煮やトマト煮、インスタントのワカメスープや味噌汁などを加えてあげると、一層やせやすくなります。

5
章

気持ちよく飲んで、気持ちよくやせる！すごい方法

01

お酒を飲むときは「青魚でやせる！」が基本

最近は、物価の上昇の影響もあり、自宅でお酒を楽しむ「家呑み」をする人が増えています。

自宅でお酒を楽しむときは、たいてい「晩酌」です。つまり、晩ごはんを食べながらお酒を飲むので、おかずの種類と量に気をつけないと、簡単に太ってしまいます。

そこで、晩酌のおかずにおすすめなのが「**青魚の焼き魚**」。

青魚の中でもとくに、さば、さんま、いわしがおすすめです。

青魚の焼き魚は、低脂肪にもかかわらず、ボリュームがあるのが特長です。

「さば」「さんま」「いわし」がおすすめ！

「やせるおかず」はこの3品！

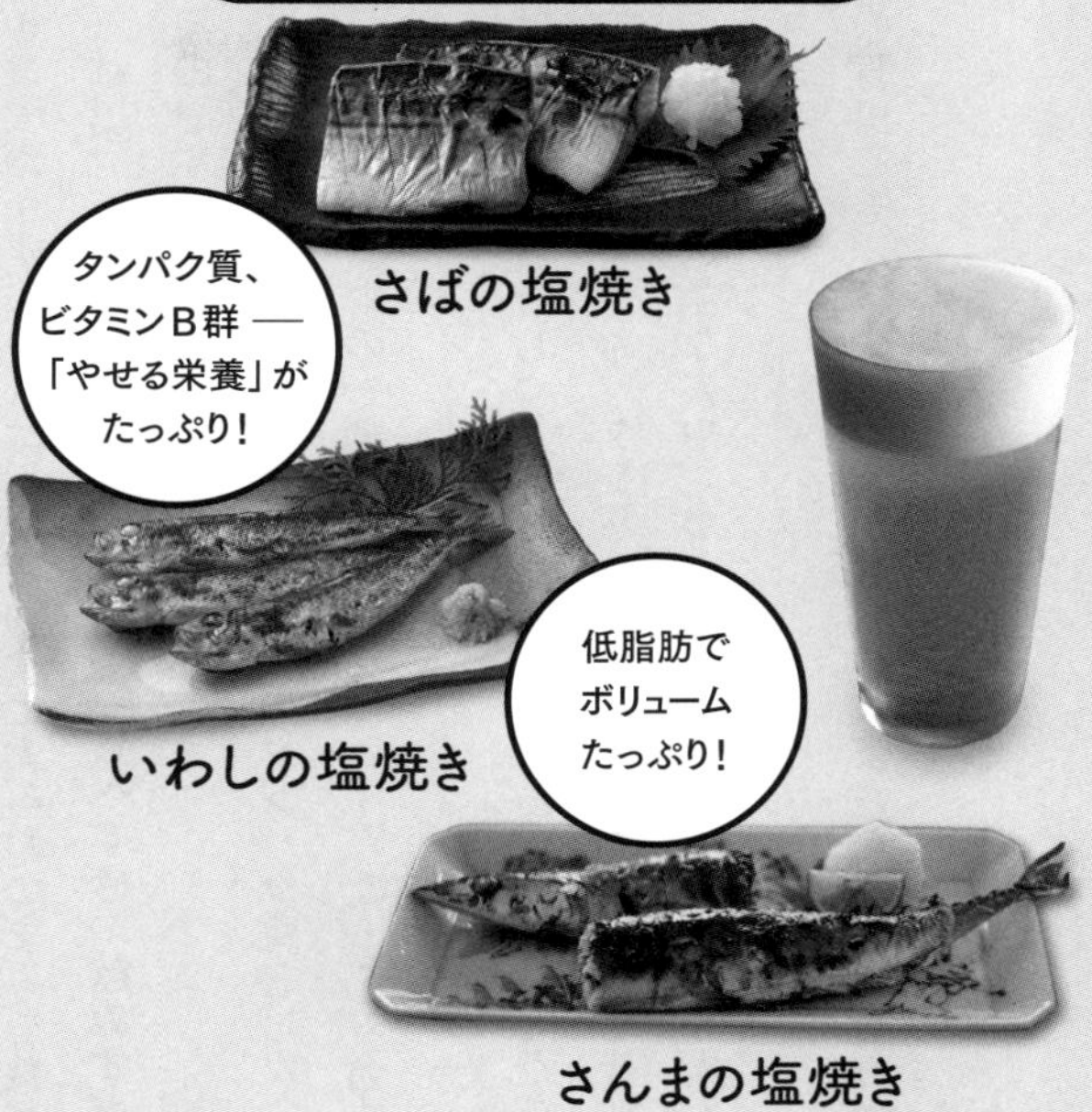
タンパク質、
ビタミンB群 ——
「やせる栄養」が
たっぷり！
さばの塩焼き
いわしの塩焼き
低脂肪で
ボリューム
たっぷり！
さんまの塩焼き

ビタミンB_6がタンパク質と脂肪を代謝！

焼き魚をメインのおかずにすれば、揚げ物など太るおつまみを食べる必要がなくなります。結果、自宅でお酒を飲んでも、**「食べすぎ・飲みすぎ」を自然と防いでくれる**のです。

また、この3種類の青魚には「やせる栄養」のタンパク質とビタミンB群が豊富。しかも、ビタミンB群の一種であるビタミンB_6がたっぷり含まれています。

ビタミンB_6はタンパク質をしっかり代謝してくれるので、さらなるダイエット効果が期待できます。しかも、タンパク質だけでなく、脂肪も代謝してくれるので、油っこい料理が好きな人や、ついつい飲みすぎてしまう人が脂肪肝になるのを防いでくれます。

この3種類の青魚こそ、**晩酌には欠かせない、まさに「やせるおかず」**と言えるでしょう。

02

「夜10時まで楽しく飲む」が気持ちよくやせるコツ

お酒を飲むのは、夜の10時まで——。

これも「おいしく食べて勝手にやせる！」コツの1つです。

前にも述べたように、私たちは生まれつき「時計遺伝子」をもっています。

「時計遺伝子」が、私たちの一日の生活リズム＝体内時計を司っているのです。

「時計遺伝子」の中には、**脂肪の合成を促す「BMAL1」（ビーマルワン）**という物質があります。

BMAL1は、時間帯によって体内にある量が変わります。日光照射時間との関係で、**夜10時から深夜2時までがもっとも多くなる時間帯**。つまり、夜の

10時以降もお酒を飲み続けていると、太りやすくなってしまうのです。

お酒を深夜まで飲み続けるデメリットはまだあります。

お酒を飲みすぎると、睡眠の質が悪くなってしまいます。酔った勢いでグッスリ眠ったように思えたとしても、じつは眠りは浅く、熟睡とはほど遠い状態になってしまうのです。

この睡眠の質の悪さが、**じつは「ダイエットの天敵」**です。

人間の脳は熟睡すると成長ホルモンを分泌します。成長ホルモンには、脂肪を分解する働きがあるため、熟睡できるかどうかが、太るかどうかを決めると言っても過言ではありません。

睡眠の質が悪いと、成長ホルモンが正常に分泌されないため、脂肪を分解するどころか、逆に脂肪を溜め込んでしまうことになるのです。

夜の10時以降は「魔の時間帯」。どんなに楽しくても、お酒を飲むのは終了するのが正解です。

夜10時をすぎると、なぜ太りやすい？

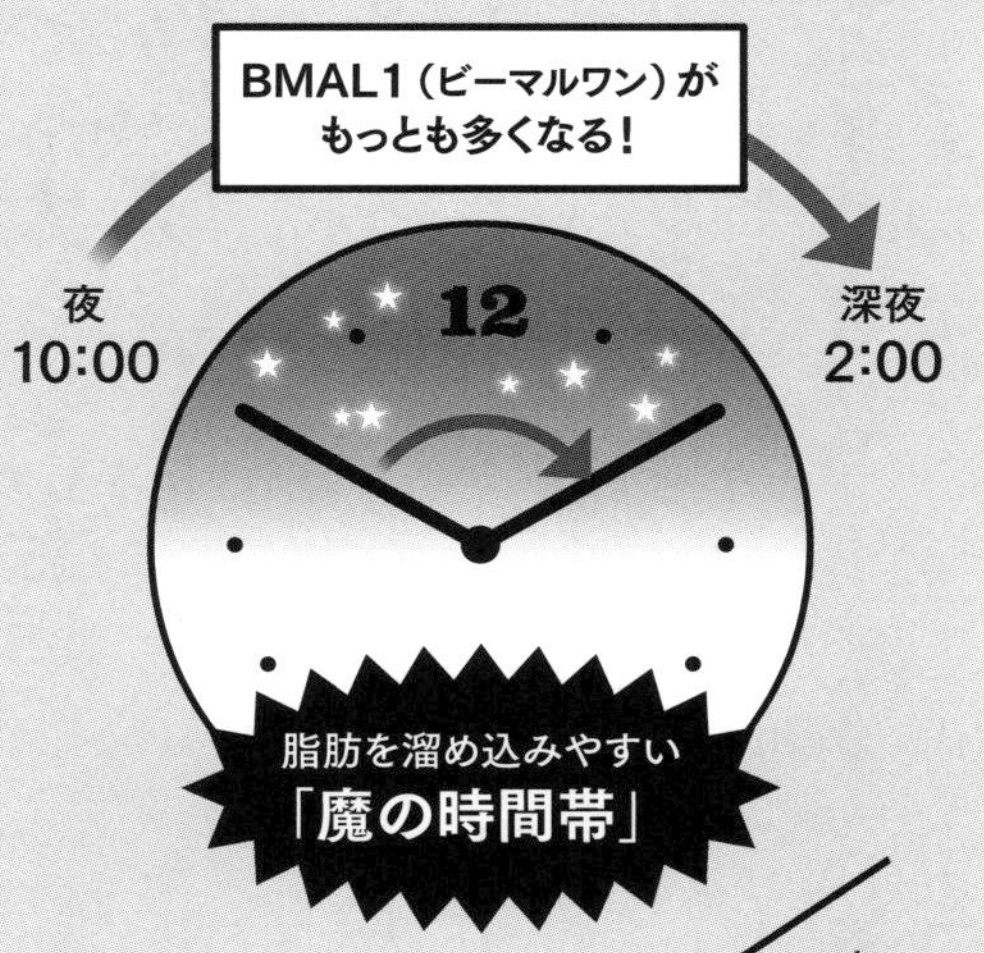

BMAL1とは？

- 時間帯によって量が変わり、
  夜の10時～深夜2時にもっとも多くなる。
- 量が多いと脂肪を溜め込みやすくなる。

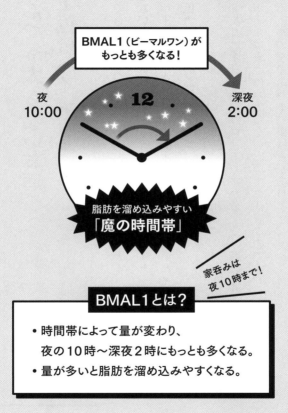

03

「飲んでも太らないお酒」第1位はハイボール

飲んでも「太らないお酒」と「太るお酒」があります。

「太らないお酒」の代表は、なんと言っても**ハイボール**。

ハイボールはウイスキーを炭酸水で割った飲み物。ハイボールは**糖質がないので、低カロリー**のお酒なのです。

実際、ハイボール1杯のカロリーは70キロカロリー。ビール1杯（350ミリリットル）は137キロカロリーですから、その違いは歴然としています。

ハイボールはまさに「太らないお酒」の代表なのです。

ハイボールのダイエット効果はまだあります。

「低カロリーのお酒をゆっくり飲む」が おすすめ！

太らないお酒

糖質ゼロで
低カロリー！

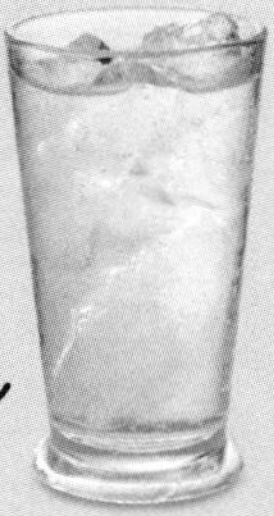

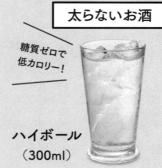

ハイボール
（300ml）

おうちで
つくる場合

カロリー
70～
100kcal

材料（4人前）

ウイスキー	30ml
炭酸水	120ml
氷	

太りやすいお酒

糖質が多いので
たくさん飲むと太る！

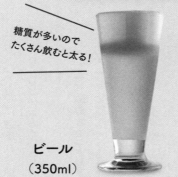

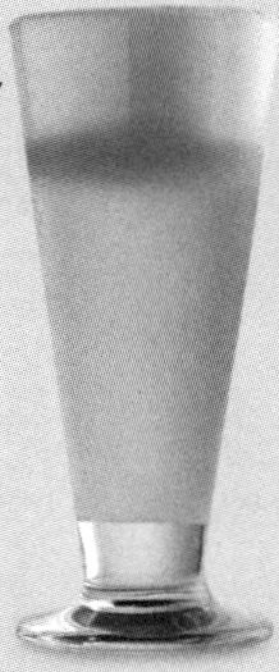

ビール
（350ml）

缶ビールの
場合

カロリー
140～
150kcal

ポイントは「**糖質量の違い**」です。

ハイボールのウイスキーに含まれる糖質はゼロ。一方、ビールに含まれる糖質は、なんと9・3グラムもあります。ビールにほんのりとした甘みを感じるのは、糖質のせいだったのです。

糖質が多いお酒は、甘さの影響で飲みやすくなり、**つい量を飲みすぎてしまう傾向**があります。これはビールに限らず、ワインやカクテルなど甘いお酒全般に言えることです。

酔いは飲んでしばらくしてから感じるもの。最初からぐいぐい飲むと、あとから酔いが一気に回ってきます。酔えば時間の感覚がマヒしてしまい、さらに酒量も増え、そこへアルコールの食欲増進効果が重なり、食べる量も増えてしまいます。これでは太ってしまうのもムリはありません。

お酒は「**低カロリーのものを、ゆっくり味わって飲む**」——。これが、量をほどほどにして、さわやかな気分を味わいながら、やせるお酒の飲み方です。

04

最初に「枝豆を食べる」だけで、太りづらくなる

お酒も飲み方を工夫すれば、飲んでも太りません。

前述したように、お酒には「太るお酒」と「太らないお酒」があります。

ただ、「太る」「太らない」は、じつはお酒の種類より、**一緒に食べるおつまみで決まる**ことも多いのです。

お酒のおつまみは、唐揚げやフライドポテトといった揚げ物や、ピザやチーズなど乳脂肪の多いものが定番。

どれも太る栄養である「糖質」や「脂肪」がたっぷり入っているので、できれば避けたいところです。

イチオシのおつまみは、ズバリ「**枝豆**」です。

枝豆はれっきとした野菜ですが、単独の品種ではありません。大豆として熟す手前の柔らかいものが枝豆です。つまり、枝豆は、大豆と野菜の両方の栄養を兼ね備えた驚きの食材だったのです。

枝豆は、糖質を分解するビタミンB_1と、脂肪を燃焼させるビタミンB_2が豊富。アルコールの代謝を促す作用もあるため、まさに「**最強のおつまみ**」なのです。

お酒を飲むときは、さやつきの枝豆を片手山盛り1杯程度食べましょう。

枝豆を食べてやせるコツは「**お酒の飲み始めに食べる**」こと。

食べすぎを防ぐと同時に、糖質と脂肪を体のエネルギーとして発散する作用が期待できます。

枝豆は、冷凍でも栄養価に変化はありません。居酒屋でも、家呑みでも、おすすめのおつまみです。

おつまみを工夫すれば、飲んでも太らない！

太るおつまみ

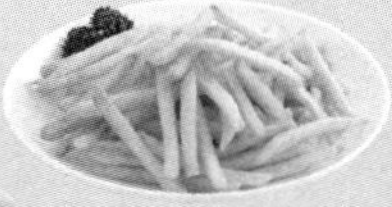

フライドポテト

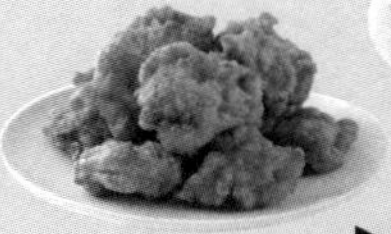

唐揚げ

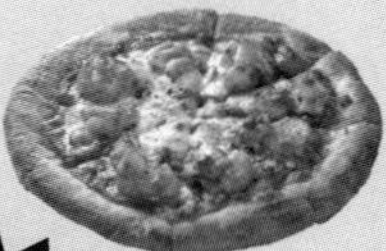

ピザ

糖質や脂肪が多いので、
できれば避けたい

やせるおつまみ

片手山盛り
1杯が目安！

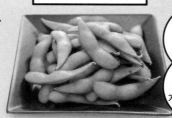

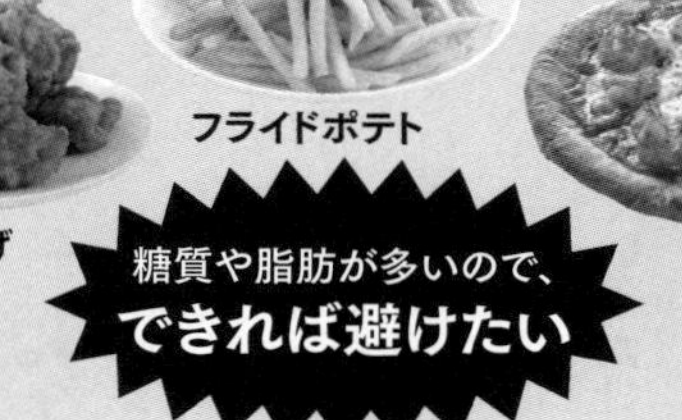

枝豆

ビタミンB_1
糖質を分解！

ビタミンB_2
脂肪を燃やす！
アルコールの代謝を促す！

お酒の飲み始めに食べよう！

05

ガッツリ食べて太らない「理想のおつまみ」はんぺん

ボリューム満点で、太らないおつまみが食べたい――。

そんな人におすすめなのが「はんぺん」です。おでんの具としてだけでなく、お酒のおつまみとしても優秀です。

はんぺんはサイズが大きい割に、低脂肪、低カロリー。

じつは、**空気でふくらんでいるだけで、成分の約76%は水分**なのです。

はんぺんは、1枚100グラムで、たったの93キロカロリー。脂肪は0・9グラムしかありません。

ウインナーソーセージ（100グラム、5本）は、319キロカロリーで、

ガッツリ食べたいときは、これ！

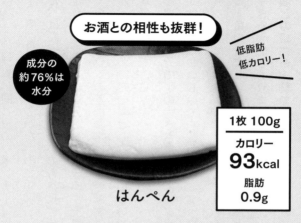

お酒との相性も抜群！

成分の約76％は水分

低脂肪
低カロリー！

1枚 100g
カロリー 93kcal
脂肪 0.9g

はんぺん

はんぺん焼き

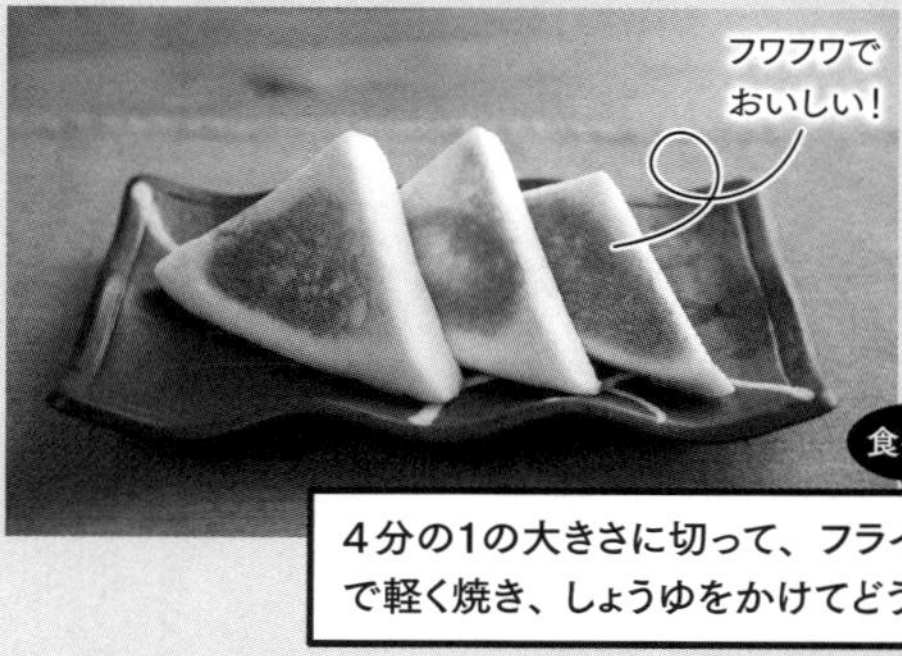

食べ方

4分の1の大きさに切って、フライパンで軽く焼き、しょうゆをかけてどうぞ！

脂肪は29・3グラム。同じ量のウインナーに比べて、はんぺんはカロリー約3分の1、脂肪は28分の1しかないのです。

また、はんぺんは**塩分が少ない**のも特長。同じ魚の練り物である蒸しかまぼこ（100グラム）は塩分2・5グラム。それに対してはんぺんは、1・5グラム。塩分1グラムの差は非常に大きい減塩効果があるのです。

はんぺんは、おでんの具としてもおいしいですが、それ以外にもおすすめの食べ方があります。

はんぺんを4分の1の大きさに切って、フライパンで軽く焼き、しょうゆをかけて食べるとおいしいです。わさびじょうゆでもおいしく食べられます。

はんぺんはボリュームが満点なので、1枚食べるだけで満足感が得られます。それに、魚のうま味が効いているので、自然と食欲が落ちついて、必要以上に食べすぎる心配もありません。

お酒との相性も抜群です。ぜひ、食べてみてください。

06

カップラーメン「食べても太らない」ちょっとしたコツ

お酒を飲んだときは、しめのラーメンが食べたくなるものです。自宅でお酒を飲む場合、最後はカップラーメンでしめる人もいるでしょう。

たまにはカップ麺を楽しむのもいいですよね。ただ、カップ麺を食べるときは、注意点がありますので、ここで覚えておきましょう。

カップ麺の麺とスープの成分は**「糖質と脂肪だけ」**。つまり、それだけ食べると確実に太ってしまいます。お酒を飲んだあとは、なおさらです。そこで、「やせる」ためのひと工夫をします。

とても簡単です。**カップ麺と一緒に「卵」を食べる――**。

たったこれだけで、カップラーメンを食べても太らなくなるのです。

卵には、「やせる栄養」であるタンパク質とビタミンB群がたっぷり含まれています。

ビタミンB_1が**麺の糖質を分解**し、ビタミンB_2が**スープの脂肪を燃やします**。さらにタンパク質が、食事のカロリーを発散してくれるのです。

卵の分量は1個で十分です。ゆで卵やラーメン用の煮卵を用意しておくと、料理の手間がかかりません。

袋入り麺のときは、仕上げの2分前ぐらいに、かき卵のように入れると、フワフワしておいしくなります。

とはいえ、カップ麺を頻繁に食べるのは禁物。せいぜい、週に1回までが限度だと思ってください。

カップ麺はたまのお楽しみにしておくのが、「おいしく食べて勝手にやせる!」近道です。

「カップラーメン」の頭のいい食べ方

「やせる栄養」を一緒に食べる！

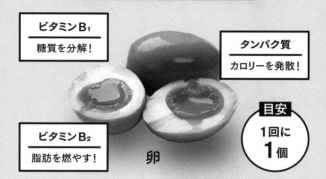

ビタミンB_1
糖質を分解！

タンパク質
カロリーを発散！

ビタミンB_2
脂肪を燃やす！

卵

目安
1回に
1個

カップ麺の場合

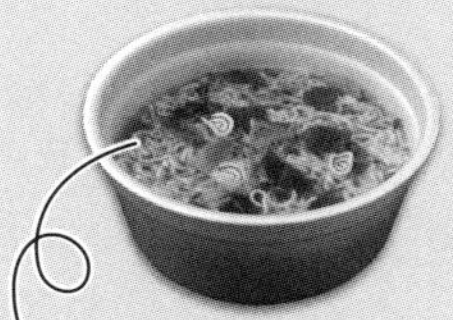

ゆで卵か煮卵を
入れるとおいしい！

袋入り麺の場合

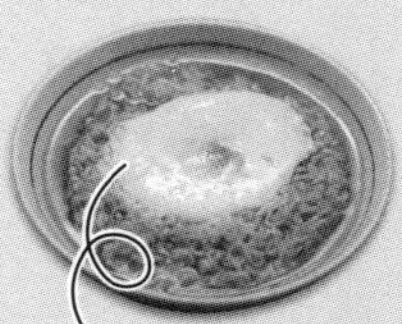

仕上がりの2分前にかき卵の
ように入れるとフワフワに！

07

みんなで楽しめる「理想のダイエット食」厚揚げ

「晩酌のお供」「夕飯のおかず」、どちらにも重宝するのが「厚揚げ」です。

厚揚げは、「やせる栄養」であるタンパク質の宝庫。タンパク質は、「植物性」と「動物性」の2種類がありますが、厚揚げは脂肪の少ない植物性タンパク質が豊富です。

しかも、厚揚げの約76％は水分。つまり、**「低脂肪、低カロリー、高タンパク質」と3拍子揃った食べ物が厚揚げ**なのです。

試しに、動物性タンパク質の「サーロインステーキ」と比べてみましょう。

厚揚げは（1丁、200グラム）286キロカロリー、タンパク質20・6グ

「つまみ」にも「おかず」にもなる厚揚げ!

低脂肪、低カロリー、高タンパク質――3拍子揃った食べ物!

オーブントースターで3～6分焼くと表面がカリカリに!

刻みネギとおろししょうが、しょうゆでどうぞ!

1丁 200g
カロリー
286kcal
タンパク質
20.6g
脂肪
21.4g

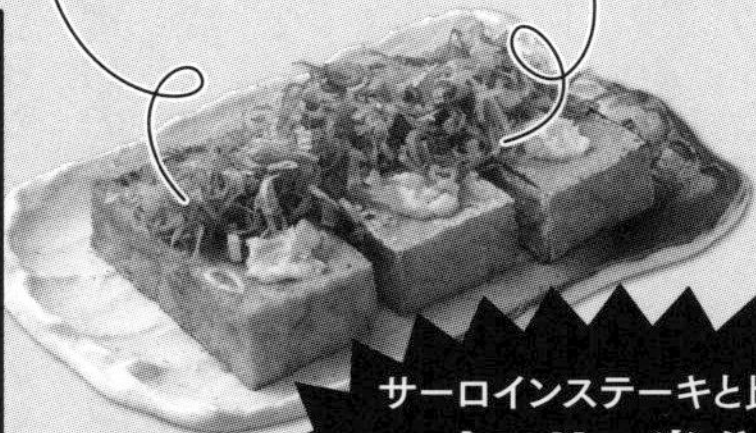

厚揚げ

サーロインステーキと比べて
カロリー半分!
脂肪半分!

150g
カロリー
550kcal
タンパク質
21.6g
脂肪
46.1g

サーロインステーキ

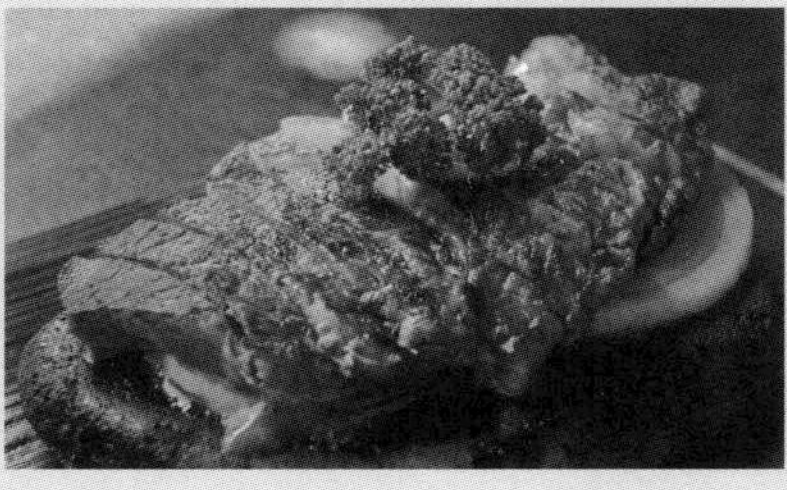

ラム、脂肪21・4グラムです。

サーロインステーキ（150グラム）は550キロカロリー、タンパク質21・6グラム、脂肪46・1グラムです。タンパク質量はほぼ同じなのに、厚揚げは**カロリーと脂肪がサーロインステーキの約2分の1**なのです。

厚揚げは、まさに**「理想のダイエット食」**です。

厚揚げは、絹ごし豆腐を水切りして油で揚げたもの。なかには「油で揚げているのに、本当に太らないの？」と疑問を抱く方もいるでしょう。

でも、大丈夫です。厚揚げ1丁に含まれる程度の油の摂取量はわずかで、問題視する必要はありません。

厚揚げは、オーブントースターで3～6分焼くと表面がカリっとして香ばしくなります。そこに、刻みネギとおろししょうがをのせ、しょうゆをかけて食べると絶品です。家族みんなで楽しんでください。

6
章

オンラインで、
ラクにやせる！
すごい方法

01

簡単！「スマホで食べたものを撮るだけ」ダイエット

スマホで、1日に食べた食事内容の写真を撮る——。

これも「おいしく食べて勝手にやせる！」コツです。

写真に撮ることで、**1日に自分がどれだけ食べているかを、客観的に把握す**ることができるからです。

食事記録をノートや手帳に書くより、はるかに簡単で効果は抜群。

実際、私がダイエット指導をした人の中には、**この方法で1カ月に5キロやせた人がいます**。

ポイントは、写真を撮るだけで終わるのではなく、必ず食事内容を振り返る

「1日の食事をチェックする」すごい効果

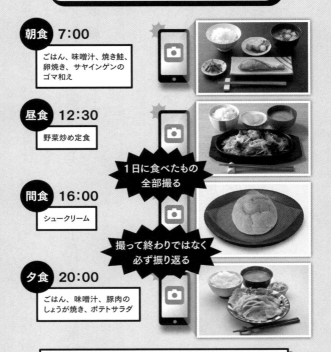

食べたものをスマホで撮影するだけ！

朝食 7:00

ごはん、味噌汁、焼き鮭、卵焼き、サヤインゲンのゴマ和え

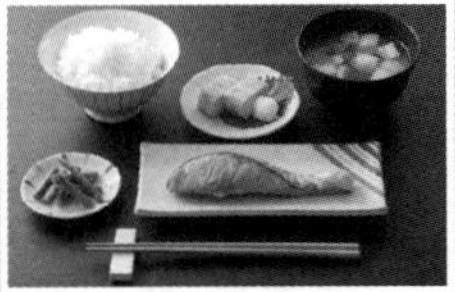

昼食 12:30

野菜炒め定食

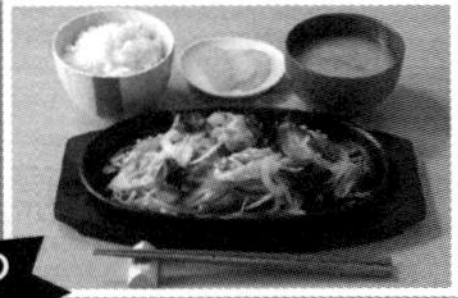

1日に食べたもの
全部撮る

間食 16:00

シュークリーム

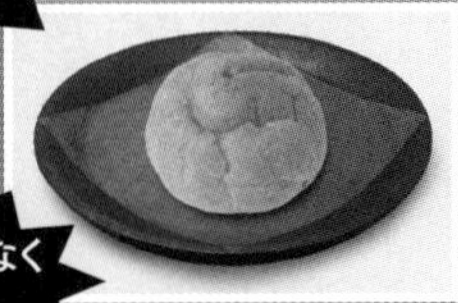

撮って終わりではなく
必ず振り返る

夕食 20:00

ごはん、味噌汁、豚肉のしょうが焼き、ポテトサラダ

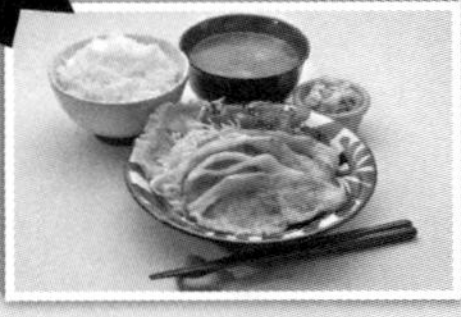

平日2日と休日1日の計3日分を撮る！

こと。「記憶」と「現実」には大きなズレがあります。たいてい、自分の記憶より、実際は「はるかに多くの量を食べている」ものなのです。

写真を見て、食事内容を確認することで、カロリーを抑えたり、食事の量をコントロールしやすくなります。

写真を撮る際のコツは、次の2つです。

1、1日に食べたものすべてを撮影すること。

間食に食べたお菓子や缶コーヒー、お酒も写真に撮ります。

2、平日2日と休日1日の合計3日間は撮影すること。

平日は生活リズムが決まっているため、通常の食事内容を把握できます。休日は、平日とは違った食事になりがちなので、食の乱れをチェックするのです。

02

やせる食事が一目でわかる！「無料アプリ」でラクにやせる

スマホで撮った食事の写真を「一覧表示できる無料アプリ」——。

これを使えば必ずやせます。自分が食べたものは**「やせる食事」か「太る食事」かという食事傾向がひと目でわかる**からです。

自分の食事傾向を正確に知るためには、数日単位ではなく、ある程度の日数が必要です。そこで、食事の写真を1カ月単位で確認できるようにアプリを使うわけです。

アプリにはいくつか種類がありますが、使い方はどれも簡単。スマホで食事の写真を撮影したら、たいてい、自動でアプリ内のカレンダーに表示されます。

写真のチェックポイントは次の3つ。

1、朝食は必ず食べていますか？
2、お菓子やお酒の撮影を忘れていませんか？
3、食事の半分以上が揚げ物になっていませんか？

朝食は「1日の食欲をコントロールする食事」。必ず食べましょう。

なかなかやせない人は、自分の想像以上にお菓子やお酒でカロリーをとっているものです。忘れずに撮影しましょう。

最後に、1カ月の食事のうち、半分以上が揚げ物だとしたらちょっと食べすぎです。いまの3分の1の量に減らしましょう。

楽しく手軽にできるので、ぜひ、試してみてください。

「1カ月の食事をチェックする」大効果

写真のチェックポイントは3つ！

1
朝食は必ず
食べて
いますか？

2
お菓子やお酒の
撮影を忘れて
いませんか？

3
食事の半分以上が
揚げ物になって
いませんか？

自分の食事傾向がわかる！

おすすめアプリはこれ！

カロミル
https://www.calomeal.com/about-calomeal/

あすけん
https://www.asken.jp/info/3294

03

「毎日、同じ時間に体重を計るだけ」アプリ・ダイエット

毎日、同じ時間に体重を計る――不思議なことに、たったそれだけで、体重が減っていきます。

体重が増えたり、減ったりすることを通じて、毎日の食事内容に目が向き、自然と食事をコントロールするようになるからです。

なぜ、毎日、同じ時間に体重を計るかというと、**体重の変化がわかりやすい**からです。少しでも体重が増えたら対策をしやすいですし、減ってくるとダイエットが成功しつつある証拠です。どちらにしてもメリットは大きいのです。

ただ、「○時に計る」と厳密に決める必要はありません。「入浴前」「夕食後」

「アプリを上手に使う」だけで、やせる理由

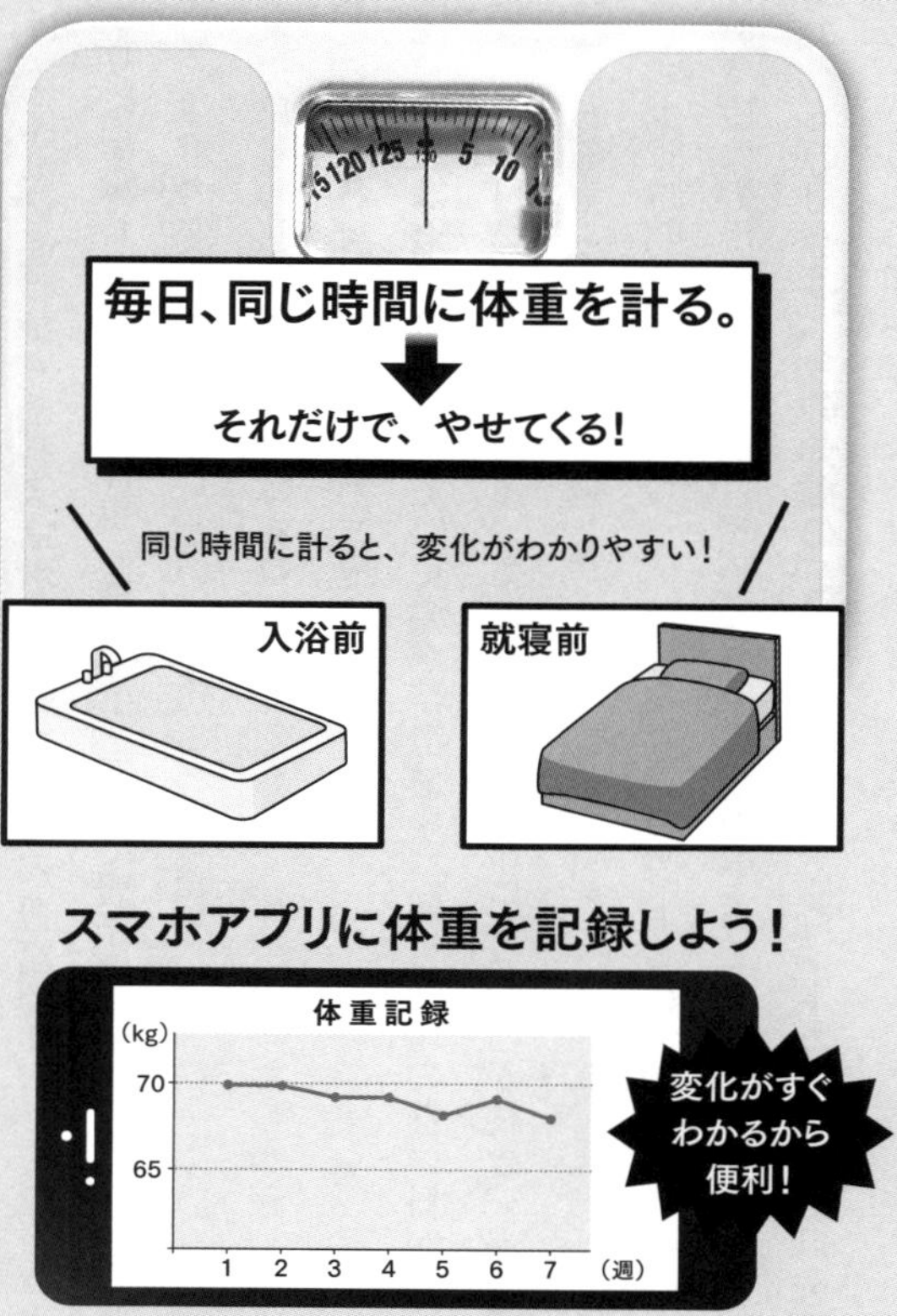
115 120 125 130 5 10
毎日、同じ時間に体重を計る。
それだけで、やせてくる！
同じ時間に計ると、変化がわかりやすい！
入浴前
就寝前
スマホアプリに体重を記録しよう！
体重記録
(kg)
70
65
1 2 3 4 5 6 7 (週)
変化がすぐ
わかるから
便利！

※図はイメージです。

と、おおまかに決めればＯＫです。

最近は、「体重管理」ができる**スマホの無料アプリ**が豊富です。体重を計ったら、アプリに記録しておくと、体重の増減がグラフで表示されるので便利です。

ただし、体重の変化がないからといって焦るのは禁物。

体重は毎日じわじわ減るのではありません。もし、体重がじわじわ減っているとしたら、それは水分かもしれません。

じつは、体重は階段状に減っていくのが特徴です。何も変化のない日がしばらく続き、ある日ストンと落ちる。またしばらく変化のない日が続き、ある日ストンと落ちる……。その繰り返しです。

こうして少し時間をかけて落ちた体重は、リバウンドしにくいもの。

焦らず、じっくり続けるのが、ダイエット成功の早道です。

ダイエットの目標は**「今の体重の5％」を落とす**こと。１カ月～３カ月を目安に、じっくり取り組みましょう。

04

ネットの「料理レシピ」食べても食べても太らない使い方

ネットには、さまざまな「ダイエットレシピ」が紹介されています。

でも、ダイエットのプロである私が見ると、「これは確実に太るな」と思えるレシピが混じっています。

太るレシピを見分けるポイントは、**「とろ~り」「ジューシー」**というキーワードがついているかどうかです。

この2つのキーワードが料理名についていたり、動画の解説に出てきたら、要注意。というのも、「とろ~り」は「チーズが多めでとろ~り溶けている」、「ジューシー」は「肉汁がたっぷりでジューシー」という意味だからです。

チーズはタンパク質やビタミンB_2などの「やせる栄養」を多く含んでいます。ただ、分量が多いと乳脂肪のとりすぎになるから危険なのです。

もう1つの肉汁がたくさん出る料理は、ほぼ「ひき肉」を使ったもの。ひき肉は、赤身より脂身が圧倒的に多い食材。肉の脂が料理をすることで溶け出し、肉汁としてじゅわ～っと出ているので、「ジューシー」というわけです。できれば避けたいところです。

ダイエットレシピに「とろ～り」「ジューシー」が出てきたら、**「太るレシピ」と考えて、避けるようにしましょう。**

このほか、料理の材料に「チーズ」「バター」「生クリーム」「マヨネーズ」のうち、2つ以上使っているものも「隠れデブ食」。

たまのご馳走としておきましょう。

「太るレシピを見分ける」簡単なコツ

この2つのキーワードに注意！

1「とろ〜り」

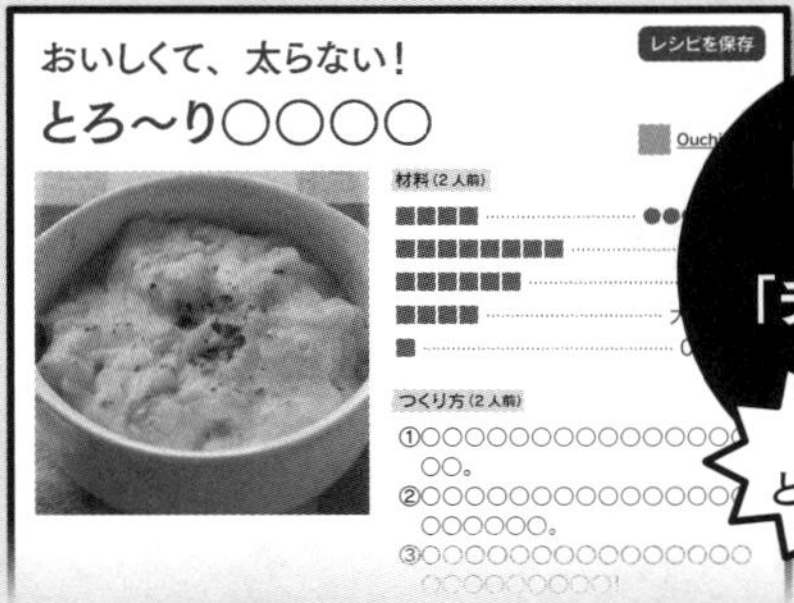

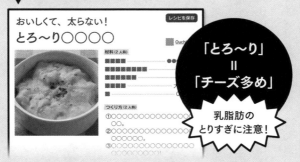

「とろ〜り」
＝
「チーズ多め」

乳脂肪の
とりすぎに注意！

2「ジューシー」

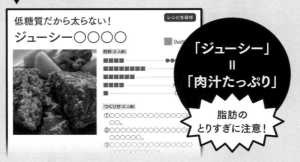

「ジューシー」
＝
「肉汁たっぷり」

脂肪の
とりすぎに注意！

05

「ダイエット動画」これだけはやってはいけない！

2週間で、体重マイナス7キロ！

1カ月で、12キロやせた！

ネットの「ダイエット動画」には、こうした謳い文句でダイエットの効果を喧伝しているものが数多くみられます。

一見、すごい成果に思えますが、**安全で堅実な方法かどうかは別**。このような短期間で、体重を7キロも12キロも落とすのは、**体に無理を強いる方法**だからです。じつは、リバウンドしているかもしれません。

私たちの体は、ある程度ムリがきくのは20代まで。30歳をすぎたら、食べる

「ダイエット動画」
こんなキャッチフレーズに注意！

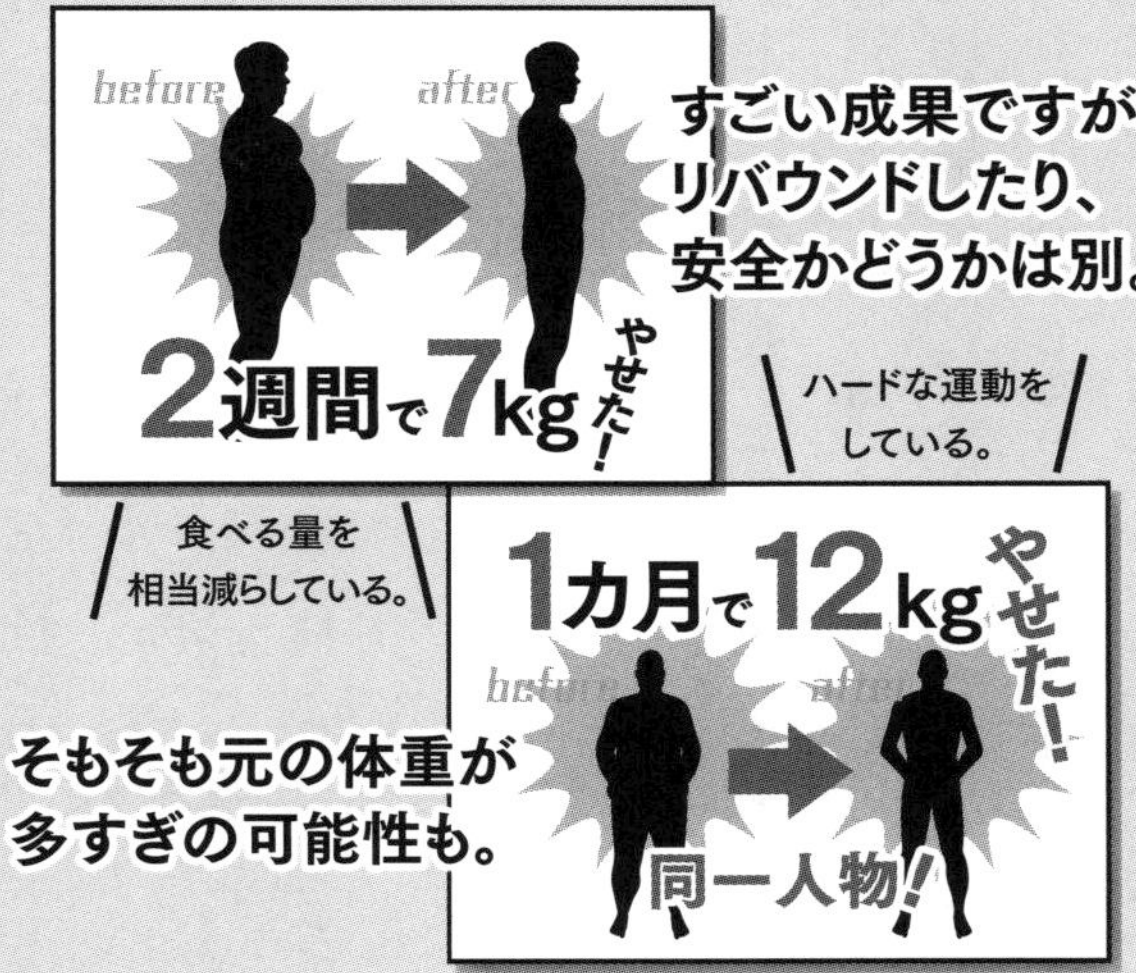
before
after
2週間で7kgやせた！
すごい成果ですが、
リバウンドしたり、
安全かどうかは別。
食べる量を
相当減らしている。
ハードな運動を
している。
1カ月で12kgやせた！
before
after
同一人物！
そもそも元の体重が
多すぎの可能性も。

ダイエットの正しい目安

まずは、「現在の体重の５％を減らす」

↓ 達成したら

また「体重の５％を減らす」

量を相当に減らしたり、ハードな運動をするダイエットは体によくないからです。それに、食事制限や運動をやめたとたん、リバウンドが待っています。30歳以上の人は、本書『おいしく食べて勝手にやせる！すごい方法』だけで十分。確実に簡単にやせますし、何よりも「きちんと食べる」ので体に優しく健康的です。

それでも「ダイエット動画」を併用したいという人は、**「現在の体重の5％を減らすこと」**を最初の目標にしてください。それが達成されたら、また「5％」を目標にしましょう。

確実にサイズダウンするには、1～3カ月程度は見ておいてください。これが一番健康的にやせる方法です。

ただ、18歳以上であれば、男性なら48キロ、女性なら45キロより減らすのは厳禁。これ以上やせてしまうと、人間の体にとって「危険レベル」だからです。どうせダイエットをするなら、おいしく食べて楽しくやせましょう！

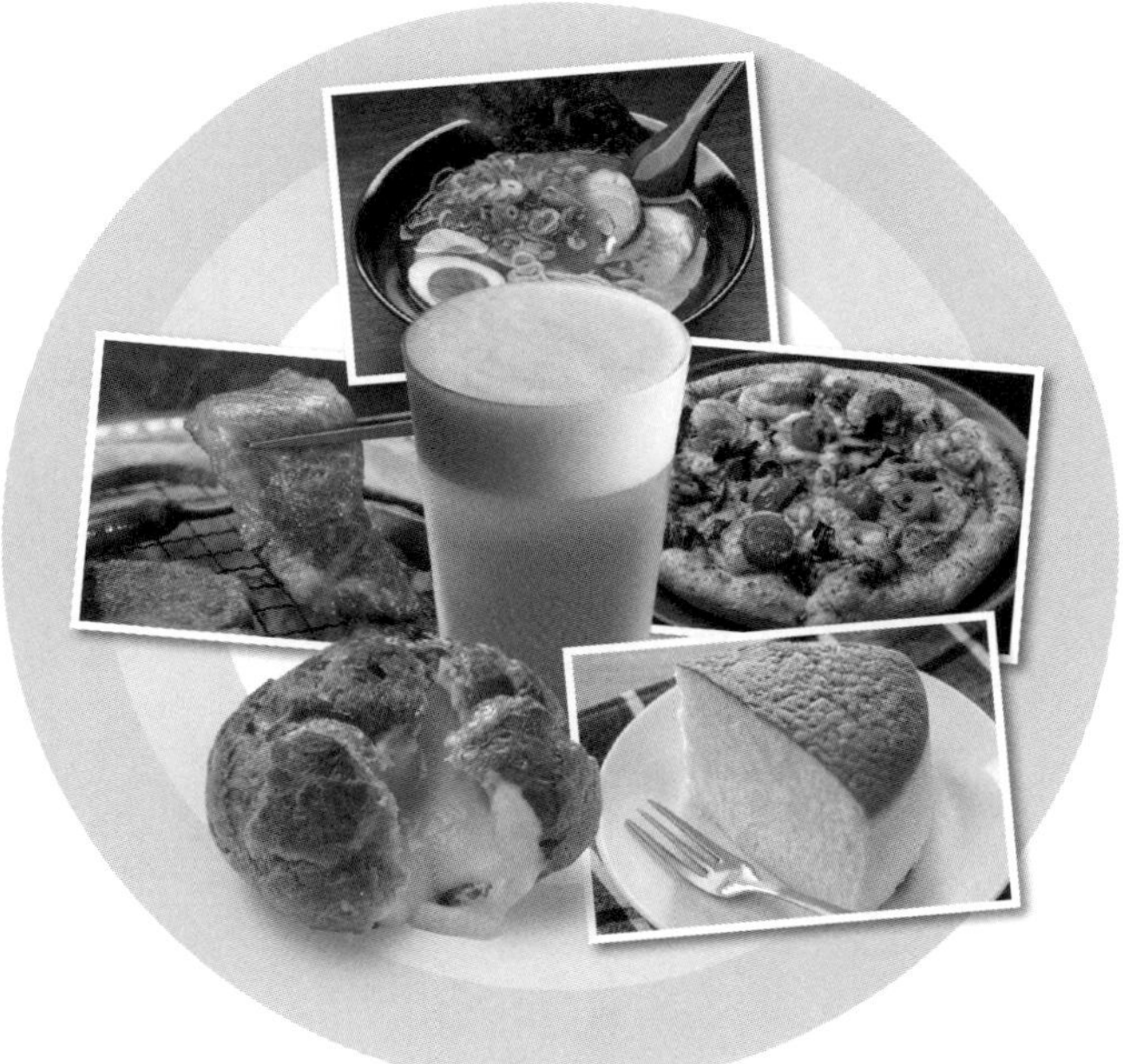

本書は、小社より刊行した『食べて、やせる！ おうちdeダイエット』を文庫収録にあたり加筆し、改題したものです。

菊池真由子（きくち・まゆこ）

一九六六年大阪府生まれ。管理栄養士。健康運動指導士。NR・サプリメントアドバイザー。日本オンラインカウンセリング協会認定上級オンラインカウンセラー。大阪大学健康体育部（現・保健センター）、阪神タイガース、国立循環器病センター集団検診部（現・予防検診部）を経て、厚生労働省認定健康増進施設などで栄養アドバイザーを務める。ダイエットや生活習慣病の予防対策など、のべ1万人の栄養指導に携わる。

著書に、ベストセラーになった『食べても食べても太らない法』『食べれば食べるほど若くなる法』（以上、三笠書房《知的生きかた文庫》）『図解 食べても食べても太らない法』『図解 食べれば食べるほど若くなる法』『まんがでわかる！ 食べても食べても太らない法』『65歳から体と頭を強くするおいしい食べ方』『食べても太らないのは、どっち？』（以上、三笠書房）などがある。

知的生きかた文庫

おいしく食《た》べて勝手《かって》にやせる！ すごい方法《ほうほう》

著　者　菊池《きくち》真由子《まゆこ》

発行者　押鐘太陽

発行所　株式会社三笠書房

〒一〇二-〇〇七二　東京都千代田区飯田橋三-三-一

電話〇三-五二二六-五七三四〈営業部〉

〇三-五二二六-五七三一〈編集部〉

https://www.mikasashobo.co.jp

印刷　誠宏印刷

製本　若林製本工場

ISBN978-4-8379-8888-5 C0130

知的生きかた文庫

菊池真由子の本

食べても食べても太らない法

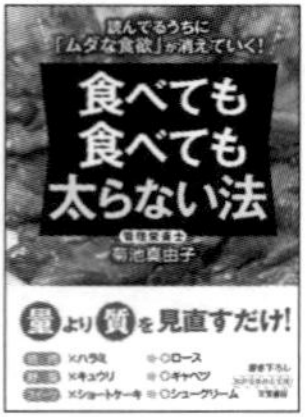

1万人の悩みを解決した
管理栄養士が教える簡単ダイエット！

量より質を見直すだけ！

◎肉・魚・大豆製品……タンパク質をとる人は太らない
◎寝る前に「ホットミルク」を飲むとやせる理由
◎焼肉は、「カルビ・ハラミ」より「タン・ロース」
◎食べすぎても「キャベツ4分の1個」で帳消しにできる
◎「厚揚げ」は、じつは理想のダイエット食

食べれば食べるほど若くなる法

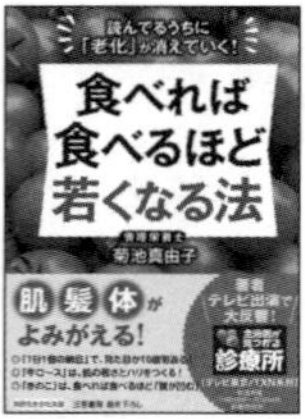

焼き肉、パスタ、お酒、スイーツ……
何を食べれば「若返る」か早わかり！

肌・髪・体がよみがえる！

◎卵には「若返りに必要なすべての栄養素」が揃っている
◎「若返りランチ」第1位は、シーフードスパゲティ
◎「かつおのたたき」は、小顔をつくる「理想の美顔食」
◎「アサリトマトスープ」は最強の「シミ消しスープ」
◎「牡蠣」の若返りパワーで、髪サラサラ！

C20047